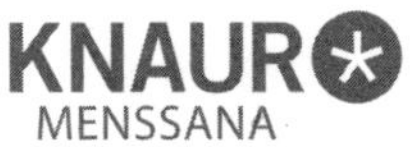
KNAUR
MENSSANA

Anne Simons

CHOLESTERIN SENKEN MIT **OPC**

Wie der Vitalstoff natürlich hilft

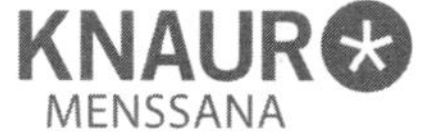

Die Informationen, die in diesem Buch vermittelt werden, entsprechen dem Wissensstand der Redaktion bei Fertigstellung. Ratschläge und Empfehlungen wurden nach bestem Wissen und Gewissen aufgezeichnet. Sie sollen jedoch nicht den ärztlichen Rat oder ärztliche Hilfe ersetzen. Das Buch bezweckt, die Leser zu Gesundheitsvorsorge und Selbsthilfe bei alltäglichen Beschwerden anzuleiten. Eine Haftung der Autorin und des Verlags für etwaige Schäden, die sich aus Gebrauch oder Missbrauch des in diesem Buch präsentierten Materials ergeben, ist ausgeschlossen.

Besuchen Sie uns im Internet:
www.mens-sana.de

Aus Verantwortung für die Umwelt hat sich die Verlagsgruppe Droemer Knaur zu einer nachhaltigen Buchproduktion verpflichtet. Der bewusste Umgang mit unseren Ressourcen, der Schutz unseres Klimas und der Natur gehören zu unseren obersten Unternehmenszielen. Gemeinsam mit unseren Partnern und Lieferanten setzen wir uns für eine klimaneutrale Buchproduktion ein, die den Erwerb von Klimazertifikaten zur Kompensation des CO_2-Ausstoßes einschließt.
Weitere Informationen finden Sie unter: www.klimaneutralerverlag.de

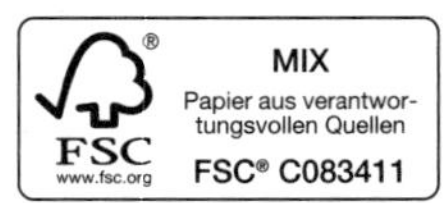

Originalausgabe Oktober 2021

Ein Imprint der Verlagsgruppe
Droemer Knaur GmbH & Co. KG, München

Redaktion: Michaela Zelfel
Covergestaltung: ZERO Werbeagentur, München
Coverabbildung: Collage unter Verwendung von Motiven von shutterstock.com
Abbildungen im Innenteil: Peter Palm, Berlin
Satz: Adobe InDesign im Verlag
Druck und Bindung: CPI books GmbH, Leck
ISBN 978-3-426-65887-1

5 4 3 2 1

Inhaltsverzeichnis

Vorwort

Die Abkürzung OPC steht für »oligomere Procyanidine« und bezeichnet eine Substanz, die als sogenannter sekundärer Pflanzenstoff in den meisten Pflanzen enthalten ist. Entdeckt wurde OPC 1948 von dem französischen Wissenschaftler Professor Dr. Jack Masquelier, der sein Leben der Erforschung dieser äußerst heilsamen Substanz widmete und in Frankreich mehrere OPC-Arzneimittel entwickelte. Bis heute werden sie dort gegen diverse gefäßbedingte Krankheiten verschrieben.

Darüber hinaus ist OPC mittlerweile ein weltweit verbreitetes Nahrungsergänzungsmittel. In drei aufeinanderfolgenden Jahren wurde es in den USA in den 1990ern – unter dem irreführenden Begriff »Traubenkernextrakt« – zum »Nahrungsergänzungsmittel des Jahres« gekürt. Dieser Erfolg hat sich auf andere Länder ausgebreitet, im deutschsprachigen Raum nicht zuletzt durch meine OPC-Bücher und -Vorträge, mit denen ich in über zwei Jahrzehnten das Thema bekannt gemacht habe. Ich hatte das große Privileg, Professor Masquelier persönlich kennenzulernen, lange Interviewgespräche zu führen und schließlich bis zu seinem Tod im Jahr 2009 mit ihm befreundet zu sein. Es ist mir ein Anliegen, das Wissen über die Wirkungen von OPC zu verbreiten, nicht nur, um dessen großartigen Entdecker zu ehren, sondern mehr noch, um den Menschen ein Leben zu ermöglichen, das frei von unnötigen Beschwerden und Zivilisationskrankheiten ist.

OPC schützt Kollagen, und damit auch die Gefäße,

und wirkt zugleich stark antioxidativ. Es neutralisiert die gefährlichen freien Sauerstoffradikale, die im Körper u.a. durch Umweltgifte entstehen und so unterschiedliche Krankheiten wie Allergien, Rheuma, Diabetes oder auch Krebs hervorrufen. Indem OPC die Entstehung von freien Radikalen verhindert, hilft es uns, solchen Krankheiten vorzubeugen und gesund zu bleiben oder zu werden. Diese Wirkungen sind durch Professor Masqueliers Forschung sowie durch viele aktuelle wissenschaftliche Untersuchungen dokumentiert. Am Rande von Vorträgen habe ich zahllose Berichte von Menschen erhalten, die zuvor teilweise schlimm erkrankt waren und dank OPC wieder ein gesundes und unbeschwertes Leben führen.

In meinen bisher erschienenen Büchern habe ich das gesamte Wirkspektrum von OPC dargestellt. Hier nun steht ein wichtiger Aspekt im Vordergrund: das Cholesterin. Es gilt als ein Hauptverursacher von Herzinfarkten und wird gewohnheitsmäßig mit Statinen behandelt. Das sind cholesterinsenkende Medikamente, die starke und sogar kontraproduktive Nebenwirkungen haben können.

Dieses Buch beschäftigt sich mit zwei Fragen: Ist die Gleichsetzung von Cholesterin und Herztod überhaupt berechtigt? Und wie kann OPC zu hohe Cholesterinwerte senken? Denn das tut es: Schon in den Sechzigerjahren beobachteten französische Ärzte bei ihren Patienten, denen sie gegen verschiedene andere Krankheiten OPC verordnet hatten, dass sich ganz nebenbei auch zu hohe Cholesterinspiegel normalisierten. Was dahintersteckt und wie wir diese natürlichen Effekte nutzen können, soll hier aufgezeigt werden.

OPC ist rein pflanzlich und hat keine Nebenwirkungen. Es beugt der Entwicklung zu hoher Cholesterinwerte und der Plaquebildung in den Arterien vor und kann vorhandene Plaques zurückentwickeln. Dieses Thema geht uns alle an.

In Kapitel 1 stelle ich dar, was es mit dem »Problem Cholesterin« auf sich hat und dass es zu Unrecht als Hauptverursacher von koronarer Herz-Kreislauf-Krankheit und Herztod gilt, da es nur einer von mehreren Faktoren ist.

In Kapitel 2 finden Sie einige grundsätzliche Informationen über die Cholesterintransporteure LDL und HDL sowie die Risikofaktoren für überhöhte Cholesterinwerte. Hauptsächlich entwickeln sich Atherosklerose und Plaques in den Gefäßen, wenn LDL von freien Radikalen getroffen wird. Nicht die Menge von Blutcholesterin, sondern die Oxidation von LDL führt zu einer gestörten Cholesterinausscheidung mit den gefährlichen Folgen. Zudem nenne ich weitere Faktoren für erhöhte Cholesterinwerte.

Über die gesundheitsschädigende Wirkweise von Sauerstoffradikalen informiere ich in Kapitel 3 und erkläre, wie Antioxidanzien diese in Schach halten und OPC insbesondere Cholesterin und die Gefäße schützt.

In Kapitel 4 schließlich beleuchte ich andere Faktoren, die Herz-Kreislauf-Krankheiten hervorrufen, und gebe vielfältige Tipps, wie Sie durch eine entsprechende Lebensweise Atherosklerose und Herzinfarkt vermeiden und Ihre Gesundheit erhalten können.

Anne Simons, im Frühjahr 2021

1 Cholesterin – zerstörerisch oder lebenswichtig?

Cholesterin ist ein Lipid, eine fettartige Substanz, die unser Körper zum größten Teil selbst herstellt, da er sie für viele wichtige Funktionen wie Schutz der Zellmembranen, Herstellung von Hormonen u. a. braucht. Und doch löst der Begriff »Cholesterin« bei den meisten Menschen ein Unwohlgefühl aus.

Warum Cholesterin als gefährlich gilt

Cholesterin gilt als riskant, da man es mit Herzinfarkt in Verbindung bringt. Koronare Herz-Kreislauf-Krankheiten, kurz KHK genannt, sind die weltweite Todesursache Nummer eins. Allein in Europa sterben jedes Jahr über vier Millionen Menschen daran, d.h. an Arterienverkalkung und -verschluss, Herzinfarkt und Schlaganfall. Cholesterin wird dabei eine führende Rolle zugeschrieben.

Jedenfalls ist diese Überzeugung in den Köpfen der Menschen fest verankert – und zwar seit den Fünfzigerjahren des letzten Jahrhunderts. Damals stieg die Zahl der plötzlichen Herztode in Amerika dramatisch an und man suchte verzweifelt nach Erklärungen. Der Physiologe Ancel Keys stellte die These auf, dass der Konsum von viel tierischem Fett mit hohem Cholesteringehalt zu hohen Cholesterinwerten führe und somit der Grund für Herzinfarkt sei. Mit der sogenannten Sieben-Länder-Studie wollte er seine These beweisen. Leider entsprachen die Ergebnisse nicht seinen Erwartungen. Um recht zu behalten, manipulierte Keys geschickt die öffentliche Meinung und fälschte Studien, indem er beispielsweise nur solche Testgruppen erwähnte, deren Ergebnisse seinen Vorstellungen entsprachen. Andere Gruppen, die ganz andere Ergebnisse erbrachten, blieben unerwähnt.

Keys' Einfluss war ab den Sechzigerjahren so groß, dass Wissenschaftler, die seine Cholesterin-Theorie infrage stellten, ihre Karriere riskierten, Jobs verloren und zu Konferenzen nicht mehr eingeladen wurden (Teicholz 2014). Das Ergebnis: Erst folgte die amerikanische Medizin, dann die ganze Welt Keys' falschen Prämissen. Cholesterin war nun als Herzkiller Nummer eins identifiziert, und entsprechend wurde cholesterinhaltige Nahrung verteufelt. Während der Verzehr von Butter zurückging, erlebten Margarineproduzenten eine neue Blüte. Cholesteringrenz- und -zielwerte wurden festgelegt, und ganze Industriezweige boomten. Die Pharmaindustrie entwickelte cholesterinsenkende Mittel und lebte prächtig davon. Das Herabsetzen von Grenzwerten führte zu Millionen neuen Patienten mit nun »zu hohen« Cholesterinwerten – und zu entsprechenden Milliardengewinnen für die Arzneimittelhersteller. Denn alle diese neuen Patienten brauchten nun Statine.

Diese Cholesterinsenker sind seit den Achtzigerjahren auf dem Markt und inzwischen die meistverkauften Medikamente weltweit. Ihre Namen enden oft auf »-statin«, z.B. Simvastatin, Lovastatin etc. Von den 1960er-Jahren bis 2020 sind die Normwerte für den Cholesterinspiegel stetig gesunken, insgesamt um ein Drittel.

Statine zeigen häufig schnelle Ergebnisse, wenn es um eine Senkung der Cholesterinwerte geht, weshalb sie gewohnheitsmäßig eingesetzt werden. Dabei weiß man heute, dass hohe Cholesterinwerte nur einer von mehreren Indikatoren eines Herztodrisikos sind.

Dass Statine eine Reihe von Nebenwirkungen haben können, wird kaum thematisiert. Offenbar hat man sich daran gewöhnt und nimmt sie in Kauf. Dazu gehören Muskelschwäche, Muskelschmerzen, Haut- und Weichteilinfektionen, Leber- und Nierenprobleme bis hin zu Niereninsuffizienz und Nierenversagen, grauer Star und erhöhtes Risiko für Diabetes und Parkinson.

Etablierte Behandlung mit Statinen

Da die Behandlung von hohen Cholesterinwerten mit Statinen schulmedizinischer Standard ist, soll sie hier etwas ausführlicher dargestellt werden.

Allein in Deutschland nahmen laut *Deutschem Ärzteblatt* 2015 etwa 4,6 Millionen Menschen Statine. Nachdem in 2019 die Cholesterin-Zielwerte durch ärztliche Leitlinien wieder einmal gesenkt wurden, ist die Zahl weiter gestiegen. Je nach dem persönlichen kardiovaskulären Risiko gelten bestimmte Zielwerte, die für LDL-Cholesterin angestrebt werden. Die folgende Übersicht zeigt, auf welche Zielwerte dieses in den Jahren 2016 und 2020 gesenkt wurde.

Senkung der Zielwerte von LDL-Cholesterin

Kardiovaskuläres Risiko	Zielwerte 2016	Zielwerte 2020
sehr hoch	unter 70 mg/dl	unter 55 mg/dl
hoch	unter 100 mg/dl	unter 70 mg/dl
moderat	unter 115 mg/dl	unter 100 mg/dl
niedrig	unter 130 mg/dl	unter 116 mg/dl

Bei solch niedrigen Zielwerten wird fast jeder zum Statine-bedürftigen Patienten. Leider erfährt man im Allgemeinen wenig über deren Nebenwirkungen und nichts über Alternativen.

Die Cholesterin-These, der zufolge hohe Cholesterinwerte der Grund für Herzinfarkt seien und deshalb mit Statinen behandelt werden sollten, ist also aus einer irreführenden Manipulation hervorgegangen. Gleichwohl werden Studien, die von dieser These ausgehen, sechsmal häufiger zitiert als Studien, die zu gegenteiligen Ergebnissen kommen. Dabei weiß man mittlerweile, dass ein hoher Cholesterinspiegel *nicht* mit einer verkürzten Lebenserwartung einhergeht. Wie ist es möglich, dass die Wissenschaft und die praktizierenden Ärzte in dieser Frage so uneins sind?

Um hierauf eine Antwort zu finden, sollte man sich genau ansehen, welche Studie von wem in Auftrag gegeben wurde. Viele Studien werden von der Pharmaindustrie bezahlt. Ihre Ergebnisse richten sich oft nach deren Erwartungen. So kam das wissenschaftlich unabhängige deutsche Institut für Qualität und Wirtschaftlichkeit im Gesundheitswesen im Jahr 2005 zu dem Ergebnis, dass die wissenschaftliche Qualität der von Statin-Herstellern finanzierten Studien »mangelhaft« sei.

Statine haben Nebenwirkungen

Und doch sind Statine die am häufigsten verschriebenen Arzneimittel, trotz ihrer nicht unerheblichen Nebenwirkungen.

2001 gab es den sogenannten Lipobay-Skandal, der tödliche Wechselwirkungen des gleichnamigen Cholesterinsenkers aufdeckte. Das Mittel wurde vom Markt genommen, der Hersteller Bayer zu einer Milliardenstrafe verurteilt.

Eine Studie von 2019 (Akyea et al.) erwies, dass bei der Hälfte der Patienten auch nach zweijähriger Einnahme eines cholesterinsenkenden Mittels die erwünschte Senkung nicht erreicht wurde. Hingegen treten Nebenwirkungen wie Hautinfektionen schon nach durchschnittlich drei Monaten auf (Ko et al. 2019). Da diese häufig mit Antibiotika behandelt werden, die ihrerseits die Darmflora (zer-)stören, ist die Liste möglicher Statin-Nebenwirkungen noch sehr viel länger.

Mögliche Nebenwirkungen von Statinen

- Muskelschmerzen (Myalgien), Erkrankungen mit Muskelschwäche (Myopathien) bis hin zur Auflösung von bestimmten Muskelfasern (Rhabdomyolyse)
- Haut- und Weichteilinfektionen
- Leberfunktionsstörungen
- Reizmagen: Übelkeit, Völlegefühl, Sodbrennen, Aufstoßen, Blähungen
- Nierenprobleme bis hin zu Niereninsuffizienz und -versagen
- Kopfschmerzen
- Juckreiz
- Mundtrockenheit
- erhöhte Zuckerwerte, Steigerung des Diabetesrisikos
- erhöhtes Risiko für Parkinson

Statine senken LDL-Cholesterinspiegel, indem sie die Cholesterinproduktion in der Leber reduzieren. Aber ist es überhaupt richtig, so häufig in diesen Körpervorgang einzugreifen, noch dazu mit einem Mittel, das derart viele Nebenwirkungen hat?

Hohe Cholesterinwerte als Überlebensvorteil?

Wie wichtig Cholesterin für den Körper ist, erkennt man daran, dass er es selbst herstellt. Ohne Cholesterin könnten wir gar nicht leben. In der Muttermilch ist es in großen Mengen enthalten. Tatsächlich stehen niedrige Cholesterinwerte in Zusammenhang mit Aggressivität,

Depression, Gedächtnisschwäche, Frühgeburt sowie Fehlbildungen des zentralen Nervensystems und der Gliedmaßen von Neugeborenen.

Die wissenschaftliche Forschung hat verwirrende und widersprüchliche Ergebnisse zur Bedeutung von Cholesterin für Herz und Kreislauf erbracht. Nicht nur ist die Cholesterin-These *nicht* die Erklärung dafür, warum Herz-Kreislauf-Erkrankungen und Infarkte die weltweit häufigste Todesursache darstellen, vielmehr gibt es mittlerweile Studien, die auf das Gegenteil hinweisen.

Beispielsweise wurde in den Sechzigerjahren eine groß angelegte Studie durchgeführt, die unter dem Namen Framingham-Herz-Studie berühmt wurde. Sie bestätigte einen Zusammenhang zwischen hohem Gesamtcholesterin und der Vorhersagbarkeit von Herzinfarkten. Auf diese Studie beziehen sich bis heute diejenigen, die Cholesterin für den Grund von Herzinfarkt halten.

Was allerdings den wenigsten bekannt ist: Dreißig Jahre später wurde eine Nachuntersuchung, eine sogenannte Follow-up-Studie, durchgeführt, deren Daten umfassender waren, da mittlerweile mehr Studienteilnehmer gestorben waren. Diese kam nun zum gegenteiligen Ergebnis: Die Vorhersagekraft von hohen Cholesterinspiegeln für die Wahrscheinlichkeit von Herzinfarkt war gering. Bei Teilnehmern mit hohen Cholesterinspiegeln gab es keinen Zusammenhang mit Infarkt. Die Hälfte der Infarktpatienten hatte normale Spiegel, und bei Männern zwischen 48 und 57 Jahren hatten diejenigen mit mittlerem Cholesterinwert ein größeres Herztodrisiko als die mit hohen Werten. Gesamtcholesterin war als Vorhersagewert für Herztod völlig unbrauchbar. Sogar das Senken von Cholesterin erwies sich als ein erhöhtes Risiko für koronare und allgemeine Sterblichkeit.

Ein ähnliches Ergebnis brachte auch das Minnesota Coronary Experiment (siehe Kasten).

Kein Zusammenhang zwischen niedrigem Cholesterinspiegel und Sterberisiko: das Minnesota Coronary Experiment (MCE)

Zwischen 1968 und 1973 wurde mit fast 10 000 Testpersonen von Ancel Keys und Ivan Frantz das MCE durchgeführt. Sie wollten beweisen, dass eine Reduktion von gesättigten Fetten in der Nahrung zu einer Cholesterinsenkung und dadurch zu verringertem Herztodrisiko führt. Hierzu wurde gesättigtes Fett durch ungesättigte Fettsäuren, vor allem Linolsäure, ersetzt, konkret: Butter durch Margarine. Das Ergebnis fiel anders aus als erwartet – und es wurde unterdrückt. Erst nach dem Tod der beiden wurde fünfzig Jahre später das Experiment von Wissenschaftlern überprüft. Das Ergebnis: Die Testteilnehmer hatten zwar durch den Ersatz von gesättigtem Fett durch ungesättigte Fettsäuren eine Cholesterinsenkung erreicht. Dadurch wurde die Gesamtsterblichkeit aber nicht vermindert. Im Gegenteil: Bei den über 65-Jährigen lag die Sterblichkeit umso höher, je niedriger der Cholesterinspiegel gefallen war. Die Diät-Herz-Theorie war widerlegt.

Unerwartet ist auch ein Studienergebnis aus 2019: Bei Frauen mit niedrigen LDL- und Triglyceridwerten (Blutfettwerten) steigt das Risiko eines hämorrhagischen Schlaganfalls (Rist et al. 2019).

Wie ein Team der Mayo-Klinik in Rochester, Minnesota, herausfand, kann Cholesterin sogar ein Schutzfaktor vor Herztod sein (Yousufuddin et al. 2019).

Hohe Blutfettwerte: Überlebensvorteil bei Infarktpatienten
Wissenschaftler der Mayo-Klinik fanden 2019 heraus, dass ein im Blut gemessener hoher Fettspiegel (Hyperlipidämie) einen »umfassenden Überlebensvorteil bei Patienten mit akutem Myokardinfarkt und Herzinsuffizienz« bewirkt. Mit anderen Worten: Nach einem Herzinfarkt und Herzinsuffizienz lebten die Patienten mit den höchsten Fettspiegeln, und dazu gehört auch Cholesterin, am längsten.

Interessant ist zudem eine an der University of Pennsylvania durchgeführte Studie, der zufolge ein Zusammenhang zwischen hohem Cholesterinwert und niedrigem Darmkrebsrisiko festgestellt wurde (Mamtani et al. 2017).

Wie gehen wir mit solchen Widersprüchen um?

Mittlerweile ist allgemein bekannt, dass andere Risikofaktoren eine größere Rolle bei der Entwicklung von tödlichen Herzinfarkten spielen. Zunehmend unterscheidet man zwischen gesunden und schädlichen Fetten.

Als große Risikofaktoren für Herztod gelten Fette wie Triglyceride und Transfette sowie Zucker – in Kombination mit anderen Faktoren wie Übergewicht, Umweltgifte, Rauchen und Stress. Diesen Gefährdungskomplex nur mit cholesterinsenkenden Statinen zu behandeln ist deutlich zu kurz gegriffen. Vielmehr sollte man unbedingt den Zusammenhang zwischen den Risikofaktoren betrachten.

Professor Masquelier hatte schon Mitte des letzten Jahrhunderts darauf hingewiesen, dass oxidiertes LDL-Cholesterin nicht mehr entsorgt werden kann, was zu problematischen Plaques und schließlich zum Infarkt führt. Oxidation ist eine Sauerstoffreaktion. Besonders viele und aggressive Sauerstoffmoleküle (freie Radikale) entstehen beispielsweise durch die bekannten Risikofaktoren Rauchen, Umweltgifte, Stress. Wenn man also dafür sorgt, dass keine freien Radikale entstehen, schützt man Cholesterin vor Oxidation, die Gefäße vor Plaquebildung und den Körper vor Infarkt. Hierauf gehe ich in Kapitel 3 ausführlich ein.

Gehöre ich zur Risikogruppe?

Dass ein sehr hoher Cholesterinspiegel gefährlich sein kann, ist unbestritten. Der erhöhte Wert sollte aber immer im Zusammenhang mit anderen Faktoren betrachtet werden.

Will man wissen, ob man zur Risikogruppe der Herztod-Gefährdeten gehört, sollte man sich über das eigene kardiovaskuläre (Herz und Gefäßsystem betreffende) Risiko informieren. Es ist durch Risikofaktoren wie Blutdruck, Übergewicht, Rauchen, allgemeine Luftverschmutzung, bestehende Nieren-, Herz- oder Gefäßerkrankungen, Diabetes und überhöhte Blutfettwerte definiert.

Das Herztodrisiko steigt mit der Anzahl der Risikofaktoren

Man unterscheidet zwischen unterschiedlichen Risikotypen, abhängig von dem jeweiligen kardiovaskulären Risiko. Je mehr Risikofaktoren zusammenkommen, desto höher ist das Herztodrisiko für den Einzelnen. Wer beispielsweise hohen Blutdruck, Übergewicht und/oder hohe Blutfettwerte hat, sollte seinen Lebensstil ändern – und sich nicht nur auf die Einnahme von Tabletten verlassen.

Es gibt jenseits der nebenwirkungsreichen Statine durchaus gesunde und natürliche Möglichkeiten, Herzinfarktrisiken zu mindern bzw. gar nicht erst entstehen zu lassen. Dazu gehören neben Verhaltensmaßnahmen wie Ernährungsumstellung, Gewichts- und Stressreduktion auch natürliche Substanzen. Sie sind nur nicht so bekannt, weil mangels hoher Profite kein Interesse an größtmöglicher Publikation vorhanden ist.

Hierzu gehört OPC. Es ist eine natürliche, sanfte und nachhaltige Alternative zu den Statinen, die sowohl vorbeugend den Cholesteringehalt in einer gesunden Balance hält als auch zu hohe Werte reduziert. Dies wurde von Professor Masquelier vor über fünf Jahrzehnten entdeckt und in den letzten Jahren durch diverse wissenschaftliche Studien bestätigt. Regelmäßige OPC-Einnahme verhindert Herz- und Hirninfarkt – und das gleich auf mehreren Wegen. Wenn man weiß, wie OPC wirkt, ist dies leicht nachzuvollziehen.

Herztod

In den Industrieländern geht fast die Hälfte aller Todesfälle auf Herzversagen zurück. Dabei spielen »reine« Herzprobleme, die etwa durch Herzdegeneration oder Rhythmusstörungen verursacht sind, eine geringe Rolle. Weit bedeutsamer sind die Infarkte durch kardiovaskuläre (d. h. Herz-Kreislauf-bedingte) Degeneration. Sie entstehen teilweise durch genetische Veranlagung, viel häufiger aber durch einen Lebensstil, der durch schlechte Ernährung, Rauchen, Alkohol, Bewegungsmangel mit den Folgen von Bluthochdruck, Diabetes oder Fettleibigkeit gekennzeichnet ist. Mittlerweile sterben mehr Frauen an Herzinfarkt als an allen Krebsarten zusammen (siehe auch mein Buch *Frauen leben länger mit OPC*). Eine Veränderung des Lebenswandels kann den tödlichen Infarkt verhindern.

In den folgenden Kapiteln erfahren Sie, wie Cholesterin funktioniert, was unterschiedliche Werte wie HDL- und LDL-Cholesterin bedeuten, wann Cholesterin gefährlich wird und wie OPC eingreift.

Wichtige Fachbegriffe

Arteriosklerose: Arterienverhärtung allgemein, unabhängig von der Ursache

atherogen: eine Atherosklerose hervorrufend

Atherom: Gemeint sind hier fetthaltige Ablagerungen in den Wänden arterieller Gefäße. Es gibt eine zweite Bedeutung von Atherom (gutartiger Weichteiltumor), die hier keine Rolle spielt.

Atherosklerose: Arterienverengung durch Ablagerungen von überwiegend oxidiertem Cholesterin in die Arterienwand. Die Atherosklerose neigt zur Arterienverengung mit möglichem Verschluss, der zu Herz- und Hirninfarkt führt.

HDL-Cholesterin *(high density lipoprotein):* Cholesterin transportierende Lipoproteine mit hoher Dichte (wird auch als »gutes« Cholesterin bezeichnet)

Hyperlipidämie (auch Hyperlipoproteinämie): erhöhte Konzentration des Cholesterins, der Triglyceride und der Lipoproteine

kardiovaskulär: Herz und Gefäßsystem betreffend

koronar: die Herzkranzgefäße betreffend

LDL-Cholesterin *(low density lipoprotein):* Cholesterin transportierende Lipoproteine mit geringer Dichte (wird auch als »schlechtes« Cholesterin bezeichnet)

Lipoprotein: Zusammensetzung aus Lipid (= Fett) und Protein (= Eiweiß; dieses wirkt als Träger für Fette)

Plaque: Einlagerung von z. T. oxidiertem Blutfett in der Arterienwand

Triglyceride: »Neutralfette« werden überwiegend mit der Nahrung aufgenommen, im Fettgewebe gespeichert und dienen der Energieversorgung des Körpers.

VLDL-Cholesterin *(very low density lipoprotein):* Lipoproteine mit sehr niedriger Dichte, die neben Cholesterin vor allem Triglyceride transportieren

Zu Ihrer Sicherheit

Wenn Sie bereits zu hohe Cholesterinwerte haben und medikamentös behandelt werden, sollten Sie die Medikamente nicht eigenständig durch OPC ersetzen. Das könnte gefährlich sein. Sie können aber OPC zusätzlich einnehmen. Erfahrungsgemäß sinken die Blutfettwerte durch eine regelmäßige OPC-Einnahme, sodass die Dosis der Medikamente gesenkt werden kann. Dies sollte von den behandelnden Ärzten festgestellt werden.

2 Wissenschaftliche Grundlagen – einfach erklärt

Was genau ist Cholesterin? Wie wird es gebildet und wofür ist es gut? Dieses Kapitel beschreibt die spannende Reise von Cholesterin durch den Körper. Sie erfahren, welche Aufgaben Cholesterin zu erfüllen hat und wie es zu einer Entgleisung und zu überhöhten Cholesterinwerten kommen kann.

So wichtig ist Cholesterin – Bildung und Aufgaben

Cholesterin, genauer »Cholesterol«, ist ein Lipid, eine fettartige Substanz, die in tierischen und menschlichen Zellen vorkommt. Sie wird in der Leber produziert und von dort über die Blutbahnen zu den Körperzellen gebracht. Cholesterin ist vor allem im Gehirn, wo es 20 Prozent der Gehirnmasse ausmacht, sowie in den Nerven und im Blut enthalten und erfüllt wichtige Aufgaben:

Als Bestandteil aller Zellwände sorgt es mit dafür, dass Nährstoffe in die Zelle hinein- und Abfallstoffe hinausgelangen. Es schützt die äußere Hautschicht vor Austrocknung und lässt Schadstoffe nicht eindringen. Cholesterin ist für die Vitamin-D-Produktion erforderlich, ebenso wie für die Bildung von bestimmten Hormonen (Östrogen, Progesteron, Testosteron, Cortisol). Benötigt wird es zudem für die Herstellung von Gallensäure und zur Reparatur beschädigter Zellmembranen. Wenig erstaunlich also, dass der Körper auf Nummer sicher geht und diese wichtige Substanz selbst herstellt.

Die Aufgaben von Cholesterin

- Zellschutz und Zellreparatur
- Schutz vor Schadstoffen
- Bildung vieler Hormone
- Hautschutz (vor Austrocknung)
- Herstellung von Gallensäure
- Vitamin-D-Produktion

Welche wichtige Bedeutung Cholesterin für die frühkindliche Entwicklung hat, zeigt sein hoher Gehalt in Muttermilch: Diese enthält ungefähr doppelt so viel Cholesterin wie Kuhmilch, nämlich ca. 25 mg/100 g.

Beim Erwachsenen wird Cholesterin in einer Menge von ungefähr 1000 mg täglich in der Leber gebildet, das entspricht ca. 90 Prozent der Gesamtmenge. Die Aufnahme von Cholesterin über die Ernährung, ca. 10 Prozent, fällt also kaum ins Gewicht. Tatsächlich drosselt der Körper bei erhöhter Cholesterinaufnahme die Eigenproduktion. Mit anderen Worten: Isst man beispielsweise Eier, die einen relativ hohen Cholesteringehalt haben, wird automatisch die Eigenproduktion von Cholesterin gesenkt.

Reise durch den Körper: die Lipoproteine

Um seine vielfältigen Aufgaben zu erfüllen, muss Cholesterin zu den entsprechenden Zellen überall im Körper gelangen, wobei die Blutgefäße als Transportwege dienen. Nun ist aber das fettartige Cholesterin nicht wasserlöslich, das heißt, es kann sich auf dem Weg zu den Körperzellen nicht einfach im Blutplasma auflösen und darin durch den Körper schwimmen. Vielmehr braucht es Träger, die man sich als eine Art U-Boote vorstellen kann. Eine solche Funktion übernehmen sogenannte Lipoproteine, bestehend aus Lipiden (Fett) und Proteinen (Eiweiß).

Hierbei geht der Körper arbeitsteilig vor. Es gibt unterschiedliche Arten, je nach ihrer Verdichtung: das Lipoprotein hoher Dichte, HDL *(high density lipoprotein)*, das Lipoprotein von geringer Dichte, LDL *(low density lipoprotein)*, und das VLDL, das eine sehr geringe Dichte aufweist *(very low density lipoprotein)*.

Diesen Trägern kommt die Aufgabe zu, Cholesterin über den Blutstrom durch den Körper zu transportieren.

Von der Leber zu den Körperzellen: LDL

Vereinfacht dargestellt, verläuft der Weg von Cholesterin folgendermaßen: Als Erstes holt VLDL das Cholesterin in der Leber ab, zusammen mit Triglyceriden sowie Phospholipiden, die ebenfalls nicht wasserlöslich sind. Das beladene »U-Boot« VLDL steuert zunächst Fettgewebe an, wo es die Triglyceride ablädt, die zur Energiegewinnung benötigt werden.

Was sind Triglyceride?

Triglyceride, auch Neutralfette genannt, bestehen aus einem Glycerinmolekül und drei Fettsäuren. Diese können gesättigt sein und wie Kokosfett bei kühleren Temperaturen eine härtere Konsistenz haben. Sie können auch wie Pflanzenöle einfach ungesättigt oder mehrfach ungesättigt und dabei weich und flüssig sein.

Triglyceride isolieren vor Kälte und Stößen und sind ein guter Energiespeicher. Im gesunden Körper gibt es davon ca. 10 kg, entsprechend 70 000 Kalorien. Hergestellt werden sie vor allem aus überschüssigen Kohlenhydraten und lagern in Fettgewebe. Mit anderen Worten: Zuckerreiche Nahrung verwandelt sich in Körperfett.

Nimmt man zu viele Triglyceride auf, können sie nicht alle im Fettgewebe unterkommen. Überschüssige Triglyceride gehen ins Blut über. Dort aber haben sie nichts zu suchen. Sie behindern den Blutfluss und stellen einen Risikofaktor für Atherosklerose und Herzinfarkt dar. Tatsächlich gelten Triglyceride als wesentliches Sterblichkeitsrisiko. Und auch aus einem anderen Grund sind sie gefährlich: Bei Übergewichtigen gehen von Fettdepots an Bauch und Hüfte Entzündungen aus, die chronische Krankheiten wie Rheuma hervorrufen können.

Nachdem die Triglyceride von den VLDL zum Fettgewebe gebracht und dort abgelagert wurden, sind die U-Boote nicht mehr von »sehr geringer Dichte«, sondern von »geringer Dichte«, d.h., aus VLDL sind nun LDL-Träger geworden. Ihr nächstes Ziel sind Zellen, in denen die verbleibenden Cholesterin- und Phospholipidmoleküle gebraucht werden. In diese Zellen laden sie ihre Fracht ab. Dies geschieht dadurch, dass die entsprechende Zellmembran LDL-Cholesterin als ihren Lieferanten erkennt und in die Zelle hineinlässt. Die Fracht aus Cholesterin und Phospholipiden wird abgeladen und das leere U-Boot LDL wieder in die Blutbahn entlassen. Währenddessen erfüllt das Cholesterinmolekül in der Zelle seine jeweilige Aufgabe. Anschließend ist es verbraucht und muss aus der Zelle und dem Körper ausgeschieden werden.

... und zurück zur Leber: HDL

Hier nun kommt ein anderer Trägertyp ins Spiel: das Lipoprotein hoher Dichte, HDL. Es steuert quasi als ein anderer U-Boot-Typ die Zelle an und nimmt das verbrauchte Cholesterin an Bord. Mit dieser Fracht geht es über den Blutstrom zurück zur Leber, wo das verbrauchte Cholesterin entweder als Ausgangpunkt für die Hormonproduktion verwendet oder in Gallensalze umgewandelt und über den Darm ausgeschieden wird.

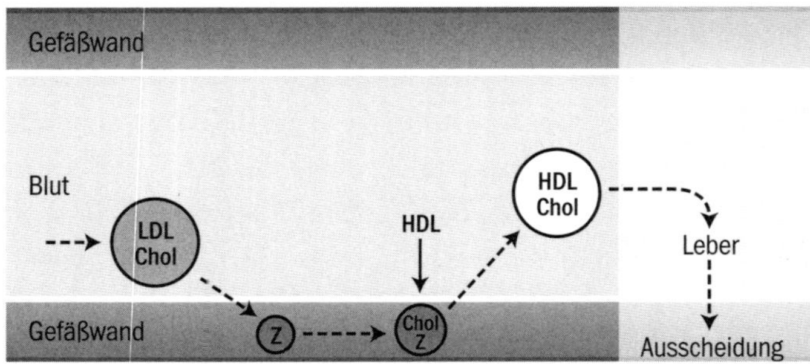

Abb. 1: Funktionierende Cholesterinentsorgung. Die Abbildung zeigt ein Blutgefäß im Querschnitt. In der Gefäßwand befinden sich Zellen (Z), in denen Cholesterin von einem LDL-Träger abgelagert wird. Dort wird es von einem HDL-Träger abgeholt. Dieser bringt das Cholesterinmolekül zur Leber, von wo aus es aus dem Körper ausgeschieden wird.

Insgesamt werden 80 Prozent der Cholesterinmenge zur Herstellung von Cholsäure verwendet, die ihrerseits Galle bildet.

Vitamin C hilft bei der Ausscheidung von Cholesterin

An der Umwandlung von verbrauchtem Cholesterin in Gallensalze sind Enzyme beteiligt. Dieser enzymatische Prozess kann nur stattfinden, wenn zugleich Vitamin C vorhanden ist. Bei ausreichender Vitamin-C-Zufuhr kann ein Großteil des vorhandenen Cholesterins umgewandelt und ausgeschieden werden. Will man die Ausscheidung von Cholesterin stimulieren, ist eine ausreichende Versorgung mit Vitamin C also unerlässlich.

OPC verzehnfacht die Wirkung von Vitamin C

An dieser Stelle kommt uns eine hilfreiche Eigenschaft von OPC zugute: Es verzehnfacht die Wirkung von Vitamin C. Die Anwesenheit von OPC führt dazu, dass verbrauchtes Vitamin C neu aufgeladen wird – in einer sogenannten Reduktions-Oxidations-Reaktion (kurz »Redox-Reaktion« genannt). Diese Wiederaufladung von verbrauchten Vitamin-C-Molekülen kann zehnmal hintereinander stattfinden, bevor Vitamin C tatsächlich »fertig« ist und ausgeschieden werden muss. Die Entsorgung von verbrauchtem Cholesterin wird also durch die Einnahme von OPC verstärkt vorangetrieben. Für die Ausscheidung von Cholesterin und die Erhaltung gesunder Cholesterinwerte helfen ganz offensichtlich zwei Faktoren: die Einnahme von Vitamin C und die zusätzliche Einnahme von OPC, natürlich vorausgesetzt, dass die Aufnahme von Fett maßvoll ist.

Bedeutung für unseren Alltag

Die wichtigsten Regeln zur Senkung von zu hohen Cholesterinwerten lauten:

- Weniger tierische Fette einnehmen.
- Regelmäßig OPC einnehmen.
- Regelmäßig Vitamin C einnehmen.

Fassen wir zusammen: LDL bringt frisches Cholesterin zu den Zellen, HDL holt verbrauchtes Cholesterin dort ab und entsorgt es über den Darm. Hierfür ist Vitamin C – und unterstützend sein Verstärker OPC – nötig. Cholesterin wird zu 15 bis 20 Prozent über HDL transportiert und zu 60 bis 80 Prozent über LDL. Funktioniert die beschriebene Arbeitsteilung zwischen HDL und LDL, dann ist der Cholesterinstoffwechsel gesund und unsere HDL- und LDL-Cholesterinwerte spiegeln dies wider.

Im Abschnitt »Warum steigende Cholesterinwerte einen Infarkt auslösen können: Atherosklerose durch LDL-Oxidation« und in Kapitel 3 stelle ich dar, wie es zu Entgleisungen dieses Ablaufs kommt und wie OPC den Herzinfarkt durch zu hohe Cholesterinwerte verhindert.

Was zeigt der Cholesterinspiegel?

Der Cholesterinspiegel bezieht sich auf die Menge von Cholesterin im Blutserum, daher spricht man auch von »Serum-Cholesterin«. Allgemein wird zwischen den HDL-, LDL- und Gesamtcholesterinwerten unterschieden. Letztere ergeben sich (ungefähr) aus der Summe von HDL- und LDL-Werten.

Cholesterin-Normwerte

Gesamtcholesterin	≤ 200 mg/dl
LDL	≤ 150 mg/dl
HDL	45–65 (Frauen) / 33–45 (Männer)

Aber Achtung: Die Angaben über normale, zu hohe, Durchschnitts- und Zielwerte von Cholesterin im Blut schwanken stark. Beispielsweise reichten im letzten Jahrhundert die offiziellen LDL-Normwerte von 100 bis 250 mg/dl. Immer noch gelten in verschiedenen Laboren unterschiedliche Grenzwerte. Solche Angaben sind also keineswegs in Stein gemeißelt.

Im Hinblick auf ein individuelles Herztodrisiko ist

Cholesterin immer nur im Zusammenhang mit anderen Risikofaktoren zu betrachten.

Hohe LDL-Werte werden mit hohem Infarktrisiko in Verbindung gebracht, während hohe HDL-Werte als günstig gelten, weswegen man LDL-Cholesterin als »schlechtes« und HDL-Cholesterin als »gutes« Cholesterin bezeichnet.

Entscheidend ist das Verhältnis von LDL und HDL

Wer hohe LDL- und niedrige HDL-Werte aufweist, ist stärker gefährdet als jemand, der zwar hohe LDL-, aber zugleich auch hohe HDL-Werte hat. Es kommt auf das Verhältnis zwischen beiden Werten an. Der Quotient aus LDL- und HDL-Werten (Atherosklerose-Index) ist aussagekräftiger als die Menge des Gesamtcholesterins. Er sollte unter 3 liegen. Bei einem Wert zwischen 3 und 5 liegt ein erhöhtes Risiko für die Entstehung einer Herz-Kreislauf-Erkrankung vor, über 5 ein hohes Risiko.

Ein Beispiel. Herr A. hat folgende Werte: Gesamtcholesterin: 248 mg/dl, LDL-Wert: 159 mg/dl, HDL-Wert: 56 mg/dl, Quotient 2,8 (159 : 56 = 2,8) Würde man nur den Gesamtcholesterinwert betrachten, wäre der Grenzwert deutlich überschritten, und Herr A. würde wahrscheinlich ein cholesterinsenkendes Mittel verschrieben bekommen. Doch obwohl der Gesamtcholesterin- und der LDL-Wert oberhalb des Normbereichs liegen, weist der Quotient aus LDL und HDL nach offiziellem Grenzwert noch nicht auf eine atherogene (Atherosklerose hervorrufende) Gefährdung hin. Herr A. braucht kein Medikament, sollte aber seine Werte im Auge behalten und den Quotienten möglichst weiter senken. Als ideal gilt ein Quotient von 1,5.

Die Summe aus HDL- und LDL-Cholesterin ergibt übrigens, wie Sie vielleicht bemerkt haben, nicht exakt das Gesamtcholesterin. Es bleibt eine Differenz, die sich aus nicht erfassten Werten wie VLDL erklärt.

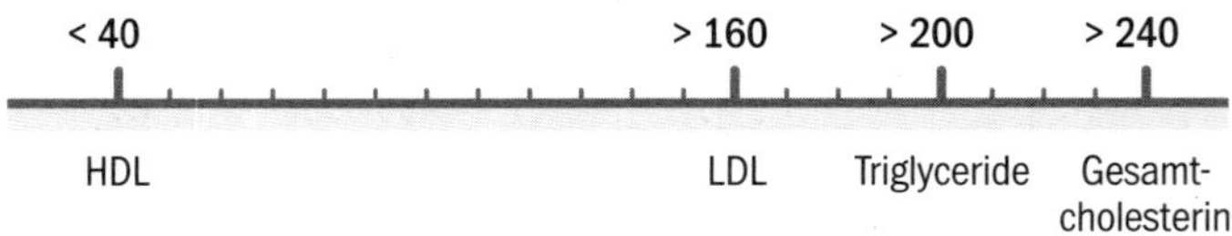

Abb. 2: Grenzwertige Cholesterinspiegel: Grenzwerte und gefährliche Bereiche (in mg/dl)

> Die Konzentration der Cholesterinmenge im Blut wird entweder in mg/dl (Milligramm pro Deziliter) oder in mmol/l (Millimol pro Liter) angegeben.
> Will man mg/dl in mmol/l umrechnen, so multipliziert man den mg/dl-Wert mit 0,026 und erhält den mmol/l-Wert.
> Beispiel: Der Normwert von Triglyceriden wird mit 150 mg/dl angegeben, entsprechend 3,9 mmol/l.

Wie bereits gesagt, betrachtet man die Gefährlichkeit von hohen Blutfettwerten in Abhängigkeit von anderen Risikofaktoren wie Vorerkrankungen, Fettleibigkeit, Diabetes, Nikotin- und Alkoholkonsum u.a. Gibt es keinen weiteren Risikofaktor, gelten bei den Blutfetten höhere Grenzwerte. Das Gesamtrisiko wird bei mehreren vorhandenen Risikofaktoren höher eingestuft, weswegen dann die Grenzwerte bei den Blutfetten niedriger liegen.

Eine ungefähre Orientierung geben die folgenden Referenzwerte für Blutfette:

Referenzwerte für Blutfette (mg/dl) bei über 40-Jährigen

Wert	ohne Risikofaktoren	mit Risikofaktoren	mit Vorerkrankungen
Gesamtcholesterin	< 240	< 200	< 180
LDL-Cholesterin	< 160	< 130	< 100
HDL-Cholesterin	> 40	> 40	> 40
Triglyceride	< 200	< 150	< 150

Bei unter 40-Jährigen liegen die Normwerte für Gesamtcholesterin um ca. 40 mg/dl niedriger. Mit zunehmendem Alter steigen die Werte, sodass bei älteren Menschen leicht erhöhte Werte als normal angesehen werden.

Warum steigende Cholesterinwerte einen Infarkt auslösen können: Atherosklerose durch LDL-Oxidation

Was kann einen funktionierenden Ablauf zwischen LDL- und HDL-Transport stören und zu »schlechten« Cholesterinwerten führen? Jahrzehntelang lautete die Antwort: Nimmt man zu viel Cholesterin auf, wird dieses in den Arterien abgelagert. HDL kann nicht das gesamte Cholesterin aus den Zellen aufnehmen. Ein Rest bleibt zurück und bildet ein Atherom. Hierbei handelt es sich um eine Verdickung in der Gefäßwand, die sich in das Gefäß ausstülpt und es dadurch verengt. Der Blutfluss muss an dieser Engstelle mit höherem Druck vorbei: Der Blutdruck erhöht sich. Schließlich verfestigt sich die Cholesterinablagerung in dem Atherom zu Plaque. Im Extremfall kommt es zum Verschluss der Arterie. Nähr- und sauerstoffhaltiges Blut gelangt nicht mehr zu Geweben hinter dem Verschluss, sodass diese nicht mehr ausreichend versorgt werden und absterben. Dann kommt es zum Infarkt, etwa des Herzmuskels, der eine leistungseinschränkende Narbenbildung nach sich zieht oder schlimmstenfalls tödlich endet.

Diese Erklärung für die direkte Verbindung von zu viel Cholesterin und Herzinfarkt ist zwar plausibel. Aber mittlerweile weiß man, dass eine Plaque nicht allein aufgrund von zu viel Cholesterin entsteht. Schon Professor Masquelier war aufgefallen, dass auch Menschen mit gesunden Cholesterinwerten Plaques und Herz-Kreislauf-Probleme entwickeln können, etwa Raucher und Diabetiker. Masquelier forschte hierzu und fand eine Erklärung, die komplexer ist als die, bei der das Cholesterinproblem als ein rein quantitatives Problem betrachtet wird. Die rein quantitative Cholesterin-Theorie lautet ja: Je mehr Cholesterin im Blut, desto größer die Plaqueablagerung, desto wahrscheinlicher der Herzinfarkt. Entscheidend ist aber nicht die Menge, sondern das, was im Blut mit LDL passiert: Oxidation.

Oxidation von LDL-Cholesterin ist die gefährliche Ursache der Atherosklerose

Durch schädliche Einflüsse wie Zigarettenrauch, Strahlung u.a. entstehen freie Radikale. Das sind aggressiv gewordene Sauerstoffmoleküle, die eine bis zu tausendfach stärkere Oxidationswirkung haben als normaler Sauerstoff. Fett ist ein bevorzugtes Ziel für Sauerstoffoxidation. Das fettartige Cholesterin ist also eine leichte Beute für freie Radikale. Wenn viele von ihnen im Blutstrom zirkulieren, treffen sie LDL-Cholesterin und oxidieren es. Cholesterin wird schnell ranzig, von außen nach innen, und verändert sich. In seiner neuen Form erkennt die Gefäßwand das LDL-Cholesterin nicht und lässt das Cholesterinmolekül nicht mehr in die Zelle, damit es dort seine Aufgabe erfüllt. Stattdessen hält sie das oxidierte LDL für einen Angreifer, den es abzuwehren gilt, und reagiert mit einer Entzündungsantwort. Sie versucht, den »Feind« – das U-Boot – zu neutralisieren, indem sie ihn in der Gefäßwand festhält, damit er nicht wieder in den Blutstrom gelangt. Cholesterin – die Fracht – wird ebenfalls von freien Radikalen getroffen, oxidiert und zerstört.

Auch das HDL, welches das Cholesterin aus der Arterienwand aufnehmen und abtransportieren will, erkennt das oxidierte Cholesterin nicht mehr und holt es folglich nicht ab. Entsorgung findet nun nicht mehr statt, vielmehr verbleibt oxidiertes Cholesterin in der Gefäßwand.

Einsetzende Gefäßentzündung

Jetzt fängt das Problem erst richtig an. Wie jeden anderen Eindringling bekämpft die Gefäßwand das oxidierte LDL-Cholesterin und reagiert mit Entzündung. Sie ruft weiße Blutkörperchen, Leukozyten und Monozyten, aus dem Blut zu der Entzündungsstelle. Letztere reifen an der Gefäßwand zu Makrophagen (Fresszellen) und nehmen das zerstörte fettige LDL in sich auf. Dabei entwickeln sie sich zu großen Schaumzellen und werden von der Gefäßwand »eingebunden«. Kollagenfasern überziehen die Fremdmasse und fixieren sie wie ein Klebeband. Sie wird allmählich zu einer harten Plaque. So entwickelt sich eine Stenose, eine Verengung der Arterie, die ihre Beweglichkeit verliert.

Gerinnsel und Infarkt

Die obere Kappe dieser verhärteten Kollagenschicht kann abbrechen – was ziemlich gefährlich ist, denn der abgebrochene Pfropf treibt im Blut und kann an Engstellen zu einer Verstopfung und zu Sauerstoffmangel führen. Dadurch wird das Gewebe sauer. Die roten Blutzellen werden steif und gelangen nicht mehr durch die kleinen Blutgefäße (Kapillaren). Diese Minderversorgung des Herzens äußert sich oft als ein Engegefühl unter dem Brustbein. Wird das Herz zu lange nicht mit Sauerstoff versorgt, droht ein Infarkt: Ohne Sauerstoff sterben Muskelzellen ab und es werden Enzyme (Lysozyme) in Gang gesetzt, die wiederum zellzerstörend wirken. Der Herzmuskel vernarbt zunehmend, bis er schlimmstenfalls nicht mehr arbeiten kann und stehen bleibt (siehe auch den Kasten »Etappen der Atherosklerose« im Abschnitt »OPC verhindert freie Radikale im Blutplasma und in anderen Körperbereichen«, Kapitel 3).

Landet das Gerinnsel in der Lunge, kommt es zur Embolie, im Gehirn zum Schlaganfall. Verstärkt wird das Problem noch, da beim Abbruch der Kollagenkappe im Blut wie auch im Inneren der Plaque Gerinnungsfaktoren freigesetzt werden. Dies ist übrigens der Grund, warum infarktgefährdete Patienten vorbeugend blutverdünnende Mittel verschrieben bekommen.

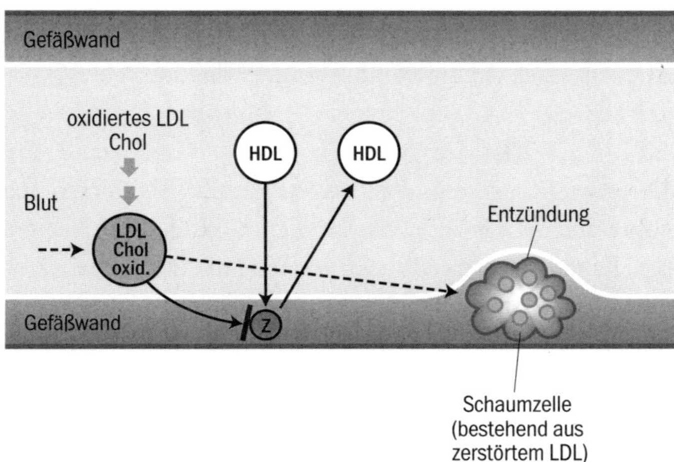

Abb. 3: Gestörter Cholesterinabbau: Der LDL-Träger versucht, das Cholesterin zur Zelle zu bringen. Nach der Oxidation ist dieses Molekül jedoch so stark verändert, dass die Gefäßwand es nicht erkennt und mit einer Entzündung reagiert. Makrophagen nehmen das oxidierte LDL-Cholesterin auf und entwickeln sich zu Schaumzellen, die in der Gefäßwand abgelagert werden und sich zu einer Plaque entwickeln.

»Gutes« Cholesterin, »schlechtes« Cholesterin?

Halten wir fest: Im Blut findet man Cholesterin nicht isoliert, sondern immer gebunden an LDL oder HDL. Trifft Cholesterin im Blut auf dem Weg zur Zelle auf freie Radikale, sodass es zu einer Cholesterinoxidation kommt, ist es mit LDL verbunden. Ist Cholesterin dagegen mit HDL verbunden, dann weil HDL verbrauchtes Cholesterin zur Leber zurücktransportiert und für dessen Ausscheidung aus dem Körper sorgt.

Cholesterin an sich ist also nicht der Faktor, der Atherosklerose bewirkt, denn nur an LDL gebundenes Cholesterin ist proatherogen, begünstigt demnach eine Atherosklerose. Gebunden an HDL ist es antiatherogen, d.h., es verhindert sie. Die Bezeichnung »gutes« Cholesterin bezieht sich daher auf HDL-Cholesterin und »schlechtes« auf LDL-Cholesterin.

Veraltete Erklärungen gehen, wie bereits dargestellt, von »Cholesterinablagerungen« in der Gefäßwand aus, die deswegen entstünden, weil »zu viel« Cholesterin im Blut kursiere, das sich an und in der Gefäßwand ablagere und Atherome bilde, die sich zu Plaques verhärteten. Laut dieser Erklärung liegt das Problem in der Cholesterinmenge. Doch die Leber reguliert die Cholesterinbildung selbst. Sie drosselt die Produktion von Cholesterin, wenn dieses mit der Nahrung eingenommen wird. Oder sie bildet selbst wieder Cholesterin, wenn keines mit der Nahrung zur Verfügung gestellt wird. Diesen Prozess der körpereigenen Anpassung an den Normalzustand nennt man Homöostase.

Fett- und zuckerarme Ernährung statt Cholesterinsenker

Der Verzehr von besonders cholesterinhaltigen Speisen bedeutet nicht unbedingt einen starken Anstieg des Cholesteringehalts im Blut. Anders stellt es sich dar, wenn man zu viel tierisches Fett zu sich nimmt. Es regt die Leber zur Produktion von Cholesterin an. Eigentlich ist also das »Cholesterinproblem« ein Fettproblem. Dieses lässt sich durch eine verminderte Einnahme von tierischem Fett und/oder die Reduzierung eines hohen Zuckerkonsums aber leicht lösen. Cholesterinsenkende Mittel sind in diesem Zusammenhang nicht unbedingt die passende Antwort.

Bedeutung für unseren Alltag

Die wichtigen Regeln zur Senkung von Blutfett lauten:

- OPC als Oxidationsschutz regelmäßig einnehmen.
- Konsum von tierischem Fett vermeiden.
- Zuckerkonsum reduzieren bzw. besser ganz vermeiden.

Weitere Ursachen und Risikofaktoren für Hypercholesterinämie (erhöhten Cholesterinspiegel)

Familiäre Hypercholesterinämie

Bei einem vererbten Gendefekt fehlen auf allen Körperzellen Rezeptoren, die LDL aufnehmen und in die Zelle hineinführen. LDL-Cholesterin bleibt somit im Blut. Ist der Defekt nur von einem Elternteil vererbt, fehlt die Hälfte der Rezeptoren. Cholesterinwerte um 300 mg/dl oder höher sind dann nicht ungewöhnlich. Gefäßablagerungen führen schon früh zum Infarkt; sie lassen sich hier nur durch cholesterinsenkende Mittel behandeln. In den sehr seltenen Fällen, in denen der Defekt von beiden Elternteilen vererbt ist, sterben schon junge Menschen unbehandelt an dieser schweren Stoffwechselerkrankung. Zusätzlich zu medikamentösen Behandlungen ist bei ihnen auch regelmäßige Blutwäsche erforderlich.

Diabetes und andere Vorerkrankungen

Hohe Blutfettwerte gehen auch mit einigen Krankheiten einher. Dazu zählen Diabetes Typ 2, Morbus Cushing, Nierenerkrankungen wie chronische Niereninsuffizienz, Erkrankungen der Leber und Gallenwege sowie eine Schilddrüsenunterfunktion.

Die Erhöhung von LDL-Werten kann auf die Einnahme verschiedener Medikamente zurückgehen: Hormone wie die Antibabypille, Betablocker, Cortison, Antidepressiva und Diuretika (Mittel zur Entwässerung).

Das metabolische Syndrom

Diese hochgefährliche Stoffwechselstörung ist in fast allen Fällen die Folge einer ungesunden Lebensweise. Das metabolische Syndrom kombiniert verschiedene Risikofaktoren für Herzinfarkt, wie Übergewicht, Bluthochdruck, erhöhter Blutzuckerspiegel (Insulinresistenz) und zu hohe Blutfettwerte. Es entwickelt sich durch Bewegungsmangel bei gleichzeitig zu fett- und zuckerreicher Ernährung. Ungesunde Faktoren wie Rauchen, Alkohol und psychischer Stress beschleunigen die krankhafte Entwicklung, von der ungefähr 20 Prozent der Deutschen betroffen sind, überwiegend in höherem Alter.

Gefährlich ist das metabolische Syndrom, weil es sich schleichend zu einer tödlichen Herz-Kreislauf-Erkrankung entwickelt, daher oftmals unerkannt und unbehandelt bleibt.

Rauchen, Alkohol und Stress

Auch diese drei Faktoren erhöhen den Cholesterinspiegel. Das hängt mit der vermehrten Bildung von freien Radikalen zusammen, die LDL-Cholesterin oxidieren. Dass Rauchen und Alkohol freie Radikale erzeugen, ist schon länger bekannt. Mittlerweile ist auch der direkte Zusammenhang zwischen psychischem Stress einerseits und den dadurch entstehenden freien Radikalen, die den Körper angreifen, andererseits unbestritten und wird als »oxidativer Stress« bezeichnet.

Zu fett- und kohlenhydratreiche Ernährung

Eine schlechte Ernährung mit zu vielen tierischen Fetten, wie sie beispielsweise in fettem Käse, Chips, Süß- und Wurstwaren enthalten sind, liefert ein Übermaß an Triglyceriden. Wenn diese nicht für die sofortige Energieproduktion verbraucht werden und auch die Fettreserven gefüllt sind, treiben sie im Blut und lagern sich an den Arterieninnenseiten ab, wo sie zu Gefäßverschlüssen und Infarkt führen können. Nicht nur Fett, sondern auch Kohlenhydrate, insbesondere sogenannte isolierte Kohlenhydrate wie raffinierter Zucker oder Weißmehl, werden in Fett umgewandelt und belasten die Gefäße. Mit erhöhten Triglyceridwerten gehen auch hohe Cholesterinwerte, insbesondere LDL-Werte einher.

Taillenumfang als Indiz

Ein wichtiger Hinweis ist der Taillenumfang. Liegt er bei Frauen zwischen 80 und 88 cm, bei Männern zwischen 94 und 102 cm, sollte man die Blutwerte untersuchen lassen. Die Diagnose »metabolisches Syndrom« bestätigt sich, wenn neben dem großen Taillenumfang noch mindestens zwei der folgenden Kriterien erfüllt sind:

- niedriges HDL-Cholesterin (Männer unter 40 mg/dl, Frauen unter 50 mg/dl)
- erhöhte Triglyceridwerte (über 150 mg/dl)
- Bluthochdruck (über 130/85 mmHg)
- erhöhter Blutzucker (nüchtern über 100 mg/dl)

Auch erhöhte Harnsäure- sowie leichte Entzündungswerte können einen Hinweis auf ein metabolisches Syndrom geben sowie endotheliale Dysfunktion, d.h. eine Störung der Blutgefäßinnenwand.

Erhöhter Homocysteinwert

Homocystein ist eine Aminosäure, die im Körperstoffwechsel eine Rolle spielt. Wenn ihr Gehalt im Blut steigt, erhöht sich das Risiko für Gerinnselbildung, Gefäßverschluss und Infarkt. Es lohnt sich, diesen Wert gelegentlich prüfen zu lassen, denn ein gefährlich hoher Spiegel lässt sich durch die Einnahme von B-Vitaminen – Folsäure, B_6 und B_{12} – leicht therapieren.

Entzündungen im Körper

Im Körper vorhandene unbemerkte Entzündungen erhöhen das Atheroskleroserisiko. Oft gehen sie mit dem metabolischen Syndrom einher. Die Entzündungsneigung lässt sich durch Messung von hochsensitivem CRP (Abkürzung für »C-reaktives Protein«) ermitteln. Mit zunehmender Entzündung steigt der CRP-Wert. Im Gesundheitsfall liegt er unter 0,5 mg/dl. Je nach Schweregrad der Entzündung werden entzündungshemmende Medikamente gegeben. Vorbeugend und bei geringer Entzündung kann man dauerhaft mit natürlichen Nahrungssubstanzen wie OPC und Omega-3-Fettsäuren einer latenten Entzündung im Körper gegensteuern.

Lipoprotein (a)

Ein weiterer Risikofaktor für Atherosklerose ist Lipoprotein (a). Dieses Fetteiweiß ähnelt LDL-Cholesterin. Erhöhtes LDL-Cholesterin geht oft mit einem erhöhten Lipoprotein-(a)-Wert einher. Wie LDL lagert sich Lipoprotein (a) in den Gefäßwänden ab, die ihre Elastizität verlieren. Der Blutdruck erhöht sich. Der »gute« HDL-Wert verringert sich und das Blut gerinnt leichter.

Zur Senkung von Lipoprotein (a) werden vor allem Vitamin C, Niacin (Vitamin B_3), Omega-3-Fettsäuren und Acetylcystein (ACC) genannt. Laut der Ärztin Dr. Petra Wenzel kann bei 70 Prozent der Betroffenen ein Anstieg von Lipoprotein (a) rückgängig gemacht werden. Auch Carnitin, Coenzym Q_{10} und OPC helfen (Wenzel 2017).

3 Wie wirkt OPC konkret in meinem Körper?

Wie in Kapitel 2 dargestellt, ist das Cholesterinproblem kein Mengen-, sondern ein Oxidationsproblem: Cholesterinablagerungen in den Arterienwänden entstehen nicht, weil zu viel Cholesterin im Blut ist, sondern weil LDL-Cholesterin von freien Radikalen oxidiert wurde. Mit anderen Worten: Will man einen zu hohen LDL-Cholesterinwert senken, sollte man radikale Oxidationsprozesse verhindern. Dies kann man mithilfe von *Anti*oxidanzien tun. Hier tritt OPC in Erscheinung, denn es ist das stärkste bisher bekannte pflanzliche Antioxidans überhaupt.

Entstehung vieler Krankheiten durch radikale Oxidation

Eine Oxidation ist eine Sauerstoffreaktion, bei der Sauerstoff mit anderen Substanzen reagiert. Typische Oxidationsfolgen sind ranziges Fett, verrostetes Eisen und leider auch Alterungsprozesse in unseren Körperzellen.

Bildung von freien Radikalen

Sauerstoff- wie auch viele andere Moleküle bestehen aus einem atomaren Kern, um den herum in Bahnen Elektronen kreisen. Bei Stoffwechselprozessen im Körper oder unter Schadstoffeinwirkung von außen werden aus dem Sauerstoffmolekül einzelne Elektronen herausgerissen. Dadurch wird das Molekül instabil und reagiert mit einem benachbarten Molekül, dem es Elektronen entreißt, um sie sich selbst einzuverleiben und wieder stabil zu werden. Nun ist aber das Nachbarmolekül instabil und verhält sich wie sein Angreifer: Es attackiert seinerseits den nächsten Nachbarn, um die entstandene Lücke mit einem geraubten Elektron zu schließen, und so kommt es zu einer Kettenreaktion von hochaggressiven Sauerstoffmolekülen, den »freien Radikalen«. Deren Kettenreaktion wird auch »radikale Kette« genannt.

Es gibt verschiedene Auslöser, die aus »normalen« Sauerstoffmolekülen freie Radikale entstehen lassen, z.B. (Sonnen-, Röntgen-)Strahlen, Tabakrauch, Alkohol, Stress, Gift- und Schadstoffe sowie synthetische Medikamente.

Warum sind freie Radikale so gefährlich?

Freie Radikale greifen unsere Zellen an, genauer: die mehrfach ungesättigten Fettsäuren in den Zellmembranen, den Wänden zwischen den Zellen. Durch die radikale Oxidation der mehrfach ungesättigten Fettsäuren werden diese gesättigt. Das ist der Beginn des Zelltods. Denn die mehrfach ungesättigten Fettsäuren halten die Zellmembran in flüssigem Zustand. Nur so können Mikronährstoffe und Sauerstoff – wie durch eine Drehtür – in die Zelle hinein- und Abfallstoffe wieder hinausgelangen. Durch die Oxidation der mehrfach ungesättigten Fettsäuren werden die Membranen starr und der Stoffwechselaustausch ist nicht mehr möglich. Eine Zelle, die nicht ernährt wird, stirbt ab. Und wenn an einem Ort im Körper sehr viele freie Radikale in Kettenreaktion wirken, dann sterben mit der Zeit viele Zellen ab. Die Zerstörung kann ganze Gewebe bis hin zu Organen betreffen.

Das Problem mit den freien Radikalen ist zudem, dass sie hundert- bis tausendmal schneller oxidieren als normaler Sauerstoff und uns entsprechend krank machen und schneller altern lassen. Außerdem hört die radikale Kette nicht von allein auf, sie rast immer weiter, und wenn sie nicht gestoppt wird, entsteht irgendwann im Körper an der Stelle eine Krankheit, wo der radikale Wahnsinn tobt.

Welche Krankheiten können durch freie Radikale entstehen?

Je nachdem, an welcher Stelle im Körper die radikale Kette in Gang gesetzt ist, können ganz unterschiedliche Entgleisungen entstehen. Freie Radikale gelten als Auslöser von so unterschiedlichen Krankheiten wie Diabetes, Allergien, Rheuma, Krebs, chronisches Erschöpfungssyndrom, Parkinson, Alzheimer, Entzündungen, erhöhter Cholesterinspiegel, Herzinfarkt und vielen mehr.

Beispiel Hautkrebs

Ein anschauliches Beispiel ist die Wirkung von UV-Strahlen des Sonnenlichts auf der Haut. Setzt man sich, etwa bei einem Strandurlaub im Süden, zu lange zu starker Sonneneinstrahlung aus, kann es passieren, dass irgendwann Zellsauerstoff in der Haut radikal wird. Sind an dieser Stelle keine Antioxidanzien vorhanden, setzt sich der radikale Oxidationsprozess so lange fort, bis eine Hautkrankheit entsteht, etwa Hautkrebs. Die steigenden Hautkrebsraten scheinen eine Antwort auf die – zumindest vor den Einschränkungen durch Corona – massentouristischen Fernreisen zu sein.

Antioxidative Schutzwirkung von OPC gegen freie Radikale

Es gibt einerseits Oxidanzien wie die freien Radikale, die die Oxidation beschleunigen, und andererseits *Anti*oxidanzien. Das sind Substanzen, die Oxidanzien entgegenwirken und sie neutralisieren. Antioxidanzien können Elektronen abgeben, ohne selbst radikal zu werden. Befinden sie sich in der Nähe von freien Radikalen, überlassen sie diesen also Elektronen, und die Sauerstoffmoleküle hören auf, radikal zu sein. Durch die Anwesenheit von Antioxidanzien werden freie Radikale quasi »beruhigt«.

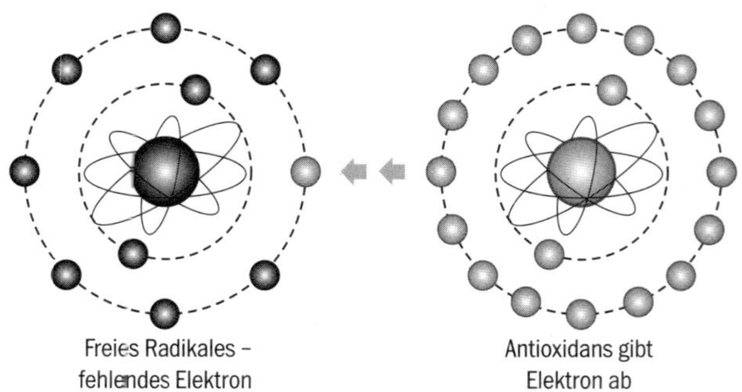

Abb. 4: Ein Antioxidans neutralisiert ein freies Radikal, indem es ihm ein Elektron schenkt und so die Lücke schließt.

Unser Körper stellt Antioxidanzien zum Schutz der Zellen selbst her. Antioxidative Aufgaben werden überwiegend von Enzymen übernommen, beispielsweise von Glutathion-Peroxidase oder Katalase sowie dem Coenzym Q_{10}.

Es gibt daneben auch Antioxidanzien, die wir über die Nahrung einnehmen können, und das ist ein Glück. Denn die Produktion der körpereigenen Antioxidanzien lässt mit zunehmendem Alter nach, und so können wir uns schützende antioxidative Substanzen von außen zuführen.

Zu diesen zählen insbesondere die Vitamine C und E sowie Betacarotin, das Spurenelement Selen und in besonders starkem Maße OPC.

Antioxidanzien gegen freie Radikale

Im Körper	**In der Ernährung**
Enzyme (Superoxid-Dismutase, Katalase, Glutathion-Peroxidase, Coenzym Q_{10} u. a.)	Vitamine (Vitamin C, Vitamin E, Betacarotin) das Spurenelement Selen OPC!

OPC als Antioxidans wirkt bis zu 50-mal stärker als Vitamin E

Das Besondere an OPC ist seine uneingeschränkte Wirksamkeit in allen Körperbereichen und seine starke antioxidative Kraft. Während das wasserlösliche Vitamin C als Antioxidans nur im wässrigen Körpermilieu und die fettlöslichen Vitamine E und Betacarotin nur im fetten Milieu wirken, ist OPC in beiden sogenannten Phasen aktiv und kann dort freie Radikale entschärfen. Und es tut dies sehr viel stärker als die Vitamine. In der Wasserphase ist OPC als Antioxidans zwischen 18- und 20-mal stärker als das hierfür bekannte Vitamin C und in der Fettphase sogar zwischen 40- und 50-mal stärker als das hierfür bekannte Vitamin E.

Das extrem starke Antioxidans OPC bietet sich also an für den Kampf gegen Krankheiten, die durch freie Radikale ausgelöst werden – und als Schutz vor Cholesterinoxidation mit anschließender Plaquebildung und letztlich Herzinfarkt.

Bahnbrechende Entdeckung: OPC gegen Herzinfarkt

1948 entdeckte Professor Masquelier OPC in den roten Erdnusshäutchen und erforschte diese Substanz, die auch in vielen anderen Pflanzen enthalten ist. 1950 wurde in Frankreich das erste OPC-Medikament unter dem Namen »Résivit« (flüssig als Tropfen) zugelassen. Wenige Jahre später kamen die OPC-Tabletten »Flavan« und »Endotélon« hinzu, die Ärzte ihren Patienten gegen Gefäßkrankheiten verschrieben. Zu den Indikationen zählten schwere Blutungen, Hämatome, schwere Beine und Netzhauterkrankungen. Die Gefäßprobleme konnten durch die OPC-Medikamente deutlich verbessert werden – und nebenher erkannte man damals, dass bei Patienten mit hohen Cholesterinspiegeln diese am Ende der Behandlung gesunken waren.

Professor Masquelier war darüber nicht verwundert. Er hatte noch einen anderen harmonisierenden Einfluss auf hohe Cholesterinwerte ausfindig gemacht: Rotwein.

Frankreich fiel Mitte des letzten Jahrhunderts dadurch auf, dass die Menschen trotz ungesunder Lebensweise kaum Herzinfarkte hatten. Dieses Kuriosum bezeichnete man als »französisches Paradox«. Einer der »ungesunden« Faktoren war regelmäßiger Rotweinkonsum. Zum französischen Alltag gehörte, dass man bei einer Mahlzeit ein kleines Glas Rotwein trank. Und Masquelier fand bei seiner Forschung ausgerechnet in Rotwein riesige Mengen OPC (ausführliche Informationen zu OPC finden Sie in meinen Büchern, u.a. *Gesund länger leben durch OPC* und *Frauen leben länger mit OPC*). Die regelmäßige Einnahme von kleinen (!) Mengen Rotwein, die ihrerseits große Mengen OPC enthalten, war offensichtlich ein ausreichender Herzschutzfaktor. Professor Masquelier konnte beweisen, dass es das OPC im Rotwein war, das die Cholesterinsenkung bewirkte.

Er war übrigens nicht der Einzige, der diesen Beweis führte: Agnes Fay Morgan, eine kalifornische Wissenschaftlerin, hatte 1957 in Tierversuchen mit Meerschweinchen den Zusammenhang zwischen Rotweinkonsum und Cholesterinsenkung entdeckt. Andere Wissenschaftler folgten. Interessanterweise wurde vom Pharmahersteller Merck 1966 ein Patent zu OPC als cholesterinsenkendem bzw. -regulierendem Mittel eingereicht. Französische Wissenschaftler wiesen 1984 nach, dass OPC Cholesterinablagerungen an den Arterienwänden verhindert (Schwitters 2017).

Was hat OPC mit dem französischen Paradox zu tun?

In den 1950er-Jahren wurde das »französische Paradox« bekannt: der kuriose Zusammenhang zwischen einer ungesunden Lebensweise der Franzosen einerseits und ihrer geradezu auffälligen Langlebigkeit andererseits. Obwohl sie hemmungslos rauchten, fettreich aßen, zu den Mahlzeiten Rotwein tranken und auch wenig Sport trieben, führten sie ein langes, genussvolles Leben, ohne Herzinfarkt und mit gesunden Cholesterinspiegeln – welche Provokation!

Das Rätsel wurde im Wesentlichen von Professor Masquelier gelöst, dank seiner Entdeckung von OPC. Dieses starke Antioxidans ist in großer Menge im Rotwein enthalten. Durch den regelmäßigen Konsum von OPC-haltigem Rotwein waren immer genügend Antioxidanzien zum Schutz von Cholesterin im Körper enthalten. Sie verhinderten die Entstehung von zu vielen freien Radikalen im Blut und schützten dadurch Cholesterin vor Oxidation.

Aber Vorsicht: Leider enthält industriell und unter Zeitdruck produzierter Rotwein heutzutage längst nicht mehr so viel OPC wie in früheren Zeiten. Größere Mengen sollte man wegen des gefährlichen Alkoholgehalts auf keinen Fall trinken.

Bahnbrechend aber war Masqueliers Entdeckung zu Beginn der 1980er-Jahre: Drei Jahrzehnte nach der ohnehin wunderbaren Entdeckung der Kollagenschutzfunktion von OPC erkannte er dessen antioxidative Wirkung. Und nicht nur das: OPC besitzt eine so starke antioxidative Kraft, dass es auch schweren Krankheiten vorbeugen kann, sofern diese durch freie Radikale hervorgerufen worden sind. Hierfür wurde dem Professor 1987 ein

US-Patent gewährt (US-Patent Nr. 4.698.360), in dem der Einsatz von OPC beschrieben wird als »eine Methode zur Prävention und Bekämpfung schädlicher biologischer Wirkungen von freien Radikalen im Organismus von warmblütigen Tieren und insbesondere von Menschen, namentlich zerebraler Involution, Hypoxie nach Atherosklerose, Herz- und Hirninfarkt, Tumorentwicklung, Entzündung, Ischämie, Veränderungen der Gelenkflüssigkeit, Kollagenabbau u.a.«

Als »zerebrale Involution« bezeichnet man die altersbedingte Rückbildung des Gehirns, »Hypoxie« bedeutet Sauerstoffmangel, z.B. im (Herz-)Muskel und in anderen Geweben, und »Ischämie« ist der Begriff für eine Mangeldurchblutung, die häufig von Schmerzen begleitet ist und ein Vorläufer von Hirn- und Herzinfarkt sein kann. Dass OPC laut diesem Patent, also nachweislich, eine ganze Palette von ernsthaften, auch tödlichen Krankheiten verhindert oder lindert, ist eine sensationelle Entdeckung.

OPC verhindert freie Radikale im Blutplasma und in anderen Körperbereichen

Die OPC-Moleküle sind winzig klein und daher zu 100 Prozent bioverfügbar. Wird OPC oral eingenommen, verbleibt es daher nicht im Verdauungstrakt, wo es nach der Passage über den Darm wieder ausgeschieden würde wie etwa Ballaststoffe. Vielmehr gelangen die OPC-Moleküle von den Schleimhäuten und vom Darm aus in die Blutbahn. Sie passieren sogar die Blut-Hirn-Schranke, gelangen ins Gehirn und wirken in neurologischen Bereichen, wohin die meisten Substanzen und selbst viele Medikamente nicht vordringen.

Was heißt bioverfügbar?

»Bioverfügbar« nennt man solche Substanzen, die oral eingenommen und auf dem Weg durch Magen und Darm in so kleine Bestandteile zerlegt werden, dass diese etwa die Darmwand passieren und in den Blutkreislauf gelangen können. Von dort aus werden sie mit dem Blut zu den Körperzellen gebracht, die sie nähren können. Viele Nahrungsmittel weisen eine sehr geringe Bioverfügbarkeit auf. Eine Bioverfügbarkeit von 100 Prozent, wie OPC sie aufweist, ist selten und bedeutet, dass theoretisch jedes einzelne OPC-Molekül auch tatsächlich in den Zellen ankommt.

Stellen Sie sich vor, dass sich aufgrund von Schadstoffen oder Stress sehr viele Sauerstoffmoleküle im Blut und in den Körpergeweben in freie Radikale verwandelt haben. In den Geweben greifen sie die Zellen an und oxidieren deren mehrfach ungesättigte Fettsäuren in den Membranen, sodass die Zellen absterben und sich vielfältige degenerative Krankheiten entwickeln. Freie Radikale im Blut greifen zudem LDL-Cholesterin an und oxidieren es. Haben Sie eine Idee, wie sich dieses gefährliche Problem lösen lässt?

Nun, die Lösung besteht schlichtweg darin, OPC einzunehmen. Dieses mächtige Antioxidans gelangt in Gewebe und ins Blut und verhindert dort die Entstehung von freien Radikalen. In den Geweben bleiben die Zellen dann frisch und aktiv, und im Blut wird LDL nicht oxidiert, sodass der ganz normale, gesunde Cholesterineinsatz von Anfang bis Ende ungestört stattfinden kann.

Im Grunde ist die regelmäßige Einnahme von OPC eine präventive Strategie zur Verhinderung von Herzinfarkt. Der Atheroskleroseprozess findet von Beginn an erst gar nicht statt: keine LDL-Oxidation – keine Plaqueentwicklung – kein Sauerstoffmangel im Herzmuskel – kein Herzinfarkt – kein Herztod.

Etappen der Atherosklerose: LDL-Oxidation als Schritt zum Herzinfarkt - eine Rekapitulation

Nachfolgend sind noch einmal die einzelnen Etappen der Entwicklung von Atherosklerose, einer der häufigsten und tödlichsten Krankheiten, aufgeführt. Die frühzeitige Einnahme von OPC kann diesen Prozess komplett verhindern.

1. Zu viele freie Radikale im Blut treffen auf LDL-Cholesterin und oxidieren dieses. Das fettartige Cholesterinmolekül wird ranzig und verwandelt sich seinerseits in ein freies Radikal. Eine oxidative Kettenreaktion wird in Gang gesetzt.
2. Die Gefäßwand lässt das ranzige Cholesterin nicht mehr in die Zelle, in der es gebraucht wird, sondern hält es fest.
3. Das oxidierte Cholesterinmolekül wird von HDL nicht als Transportgut erkannt und aus der Gefäßwand abgeholt. Das HDL-U-Boot bleibt leer und kann seine Aufgabe, verbrauchtes Cholesterin zur Leber zurückzubringen, nicht erfüllen.
4. Die Gefäßwand behandelt das oxidierte Cholesterin als Fremdkörper, der bekämpft werden muss, und antwortet mit einer Entzündungsreaktion: Weiße Blutkörperchen, Leukozyten und Mo-

nozyten, werden aus dem Blut herbeigerufen, und Letztere entwickeln sich zu Makrophagen, die in die Gefäßwand eindringen.

5. Sie nehmen das ranzige LDL-Cholesterin in sich auf, wobei sie immer größer werden, je mehr LDL oxidiert wurde. Dabei entwickeln sie sich zu fetten Schaumzellen.
6. Die Gefäßwand versucht diese Fremdkörperschicht unter Kontrolle zu halten, indem sie diese mit Kollagenfasern bedeckt und »zusammenzurrt«. Dies ist der Beginn einer sich allmählich verhärtenden Plaque, die der Gefäßwand ihre Beweglichkeit raubt. Sie kann sich nicht mehr auf wechselnden Blutdruck einstellen.
7. Gefährlich wird es, wenn die Kappe dieser allmählich erstarrenden Plaque abbricht, etwa durch den Angriff von freien Radikalen: Dann werden einerseits im Blut Gerinnungsfaktoren freigesetzt, und das Blut wird dickflüssiger. Zum anderen kann die im Blut treibende Kappe das Blutgefäß an einer Engstelle verpfropfen, sodass dahinter befindliches Gewebe, z. B. des Herzmuskels, nicht durchblutet wird.
8. Bei andauerndem Sauerstoffmangel (Hypoxie) wird das Herzmuskelgewebe sauer, die roten Blutzellen werden steif und dringen nicht mehr durch die Kapillaren, die winzigen Verzweigungen von Blutgefäßen.
9. Der Sauerstoffmangel verstärkt sich, es kommt zu Angina pectoris.
10. Werden die Herzmuskelzellen über einen zu langen Zeitraum nicht mit Sauerstoff versorgt, sterben sie ab und es kommt zum Infarkt, was nichts anderes bedeutet, als dass der Herzmuskel einreißt. In dessen Folge bildet sich eine Narbe. Je nach Narbenanzahl und -umfang im Muskel des Herzens kann dieses schließlich stehen bleiben und der Mensch erleidet einen Herztod.

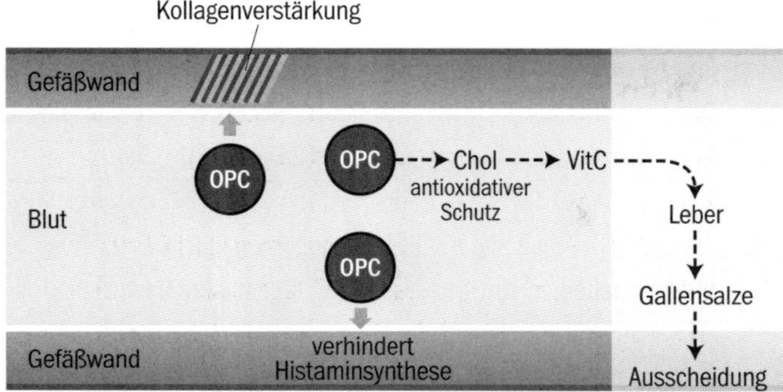

Abb. 5: So sorgt OPC für gesunde Gefäße (nach Prof. Masquelier): OPC stärkt Kollagen in der Gefäßwand und reguliert die Kapillarresistenz und -permeabilität. Es blockiert die Entstehung von entzündlichem Histamin. OPC schützt Cholesterin vor Oxidation durch freie Radikale und unterstützt Vitamin C bei der Ausscheidung von Cholesterin über die Leber.

1993 fand ein Nahrungsmittelwissenschaftler von der Universität von Kalifornien, Dr. Frankel, heraus, dass phenolische, nichtalkoholische Substanzen (OPC) im Rotwein die Oxidation von LDL sogar in tausendfacher Verdünnung immer noch deutlich stärker vermindern als Vitamin E. Zudem hatte sich gezeigt, dass Entzündungsreaktionen und Thrombose durch diese nichtalkoholischen Bestandteile im Wein vermindert wurden.

OPC gegen Entzündung und für eine intakte Gefäßwand

Mit anderen Worten: OPC hat neben seiner starken Wirkung als Antioxidans noch weitere Vorzüge: Es hemmt Entzündungen und die Blutgerinnung. Und eine ganz besondere Eigenschaft von OPC, die im Hinblick auf die Cholesterinverarbeitung eine wichtige Rolle spielt, war von Professor Masquelier schon früh entdeckt worden: OPC hält die Gefäßwand intakt.

OPC senkt LDL und erhöht HDL

Seit den 1990er-Jahren wurde OPC weltweit bekannt und erfolgreich eingesetzt. So war es in den 1990er-Jahren dreimal hintereinander in den USA »Nahrungsmittel des Jahres«. Das hatte zur Folge, dass Wissenschaftler rund um den Globus auf OPC aufmerksam wurden und Studien dazu durchführten. Durch eine Studie mit 200 Frauen zu Beginn der Menopause (Yang et al. 2007) konnte die Wirkung von OPC auf LDL- und HDL-Cholesterin nachgewiesen werden. Die Probandinnen nahmen sechs Monate lang OPC ein, woraufhin sich der Spiegel des schädlichen LDL-Cholesterins um 9,9 Prozent verringert hatte, während der Wert des »guten« HDL-Cholesterins um 4,6 Prozent gestiegen war.

Bestätigung aus der Praxis

Die Ergebnisse der im Kasten genannten Studie von Yang wurden mir von Betroffenen mehrfach bestätigt. Patienten mit hohen Cholesterinwerten, die sie auch mit Cholesterinsenkern nicht in den Griff bekamen, erlebten nach einigen Monaten der OPC-Einnahme eine deutliche Senkung ihrer Cholesterinwerte, in einem Fall sogar von fast 500 auf 220 mg/dl (Gesamtcholesterin). Nicht selten verschrieben die behandelnden Ärzte ihren Patienten weiterhin Statine. Offenbar kannten sie OPC nicht und trauten ihm daher auch nicht viel Heilwirkung zu.

Natürlich gibt es erhöhte Cholesterinwerte, die auf andere Faktoren als LDL-Oxidation zurückgehen. In diesen Fällen reicht die Einnahme von OPC zur Reduktion nicht aus. Aber wenn sich eine Senkung des LDL-Cholesterinwerts zeigt, kann man davon ausgehen, dass in diesem Fall Oxidation ursächlich und OPC die richtige Antwort ist.

Exkurs: Fette und Öle

Im Hinblick auf die Entwicklung einer koronaren Herzkrankheit spielen Fette eine große Rolle. Nicht nur kann Cholesterin, je nachdem, ob es an LDL oder HDL gebunden ist, ein für den Körper gutes oder schlechtes Fett darstellen. Auch andere Fette entscheiden darüber, ob man ein Herzinfarktkandidat ist oder eben nicht.

Was bedeuten Fette für unsere Gesundheit?

Fette gehören neben Kohlenhydraten und Proteinen (Eiweiß) zu den drei Grundbausteinen unserer Ernährung und sollten ungefähr 30 Prozent des Kalorienbedarfs decken, was laut der Deutschen Gesellschaft für Ernährung (DGE) von 2016 einer Menge von 60 bis 80 g Fett pro Tag entspricht. Fette enthalten ungefähr doppelt so viele Kalorien wie Kohlenhydrate und Proteine.

Aufbau der Nahrungs- und Körperfette aus Fettsäuren

Sowohl die Fettbestandteile unseres Körpers als auch Fette und Öle in der Nahrung bestehen überwiegend aus Fettsäuren. Diese sind aus aneinandergereihten Kohlenstoffatomen aufgebaut, deren freie Bindungen mit

Wasserstoffatomen besetzt sind. Wenn alle Bindungen besetzt sind, ist eine Fettsäure *gesättigt* und sehr stabil. Gesättigte Fette haben oft eine feste Konsistenz und können erhitzt werden. Als Nahrungsfette findet man sie u.a. in Speck, Milchfett, Fischöl und Kokosfett.

Bei *einfach ungesättigten* Fettsäuren gibt es zwischen zwei Kohlenstoffatomen eine Doppelbindung. Sie sind ebenfalls relativ stabil und können erhitzt werden, wenn auch nicht stark. Die häufigste einfach ungesättigte Fettsäure in der Nahrung ist die Ölsäure, die vor allem in Olivenöl und in Avocado sowie auch in Haselnuss-, Mandel-, Pekan-, Cashew- und Rapsöl reichlich vorhanden ist.

Die *mehrfach ungesättigten* Fettsäuren haben zwei oder mehr Doppelbindungen zwischen zwei Kohlenstoffatomen, weswegen sie leicht mit Sauerstoff reagieren, instabil und für Oxidation anfällig sind. Der Körper braucht sie, kann sie aber nicht selbst herstellen und muss sie mit der Nahrung aufnehmen. Diese Fette sind für ihn *essenziell.*

Zu den essenziellen Fetten zählen Öle, die Omega-3- und Omega-6-Fettsäuren enthalten. Sie sind in vielen Lebensmitteln wie Fisch, Fleisch, Eiern, Milchprodukten und Nüssen enthalten, in großer Menge auch in Kürbiskern-, Walnuss-, Lein-, Weizenkeim- und Distelöl. Da sie leicht ranzig werden (oxidieren), sollte man sie frisch, naturbelassen und nicht erhitzt in kleiner Menge einnehmen.

Fettsäurespektrum von ausgewählten Ölen und Fetten in Prozent

Nährstoffe	**Gesättigte Fettsäuren**	**Einfach ungesättigte Fettsäuren**	**Mehrfach ungesättigte Fettsäuren**
Leinöl	10	19	67
Walnussöl	11	19	65
Olivenöl	14	71	9
Rapsöl	9	49	24
Sojaöl	15	19	61
Sonnenblumenöl	11	25	55
Erdnussöl	17	46	32
Kürbiskernöl	18	36	46
Palmkernöl	49	39	11
Kokosöl	90	8	1
Butter	72	24	4

Alle Fette setzen sich aus einfach und mehrfach ungesättigten sowie aus gesättigten Fettsäuren zusammen. Die gesättigten und einfach ungesättigten Fettsäuren dienen überwiegend der Energiegewinnung, während die mehrfach ungesättigten Fettsäuren als Baustoffe für Membranen und insbesondere für die Gehirnzellen benötigt werden.

Unser Körper kann die meisten Fettsäuren selbst herstellen, nicht aber die essenziellen Omega-3- und Omega-6-Fettsäuren. Diese müssen mit der Nahrung zugeführt werden.

Omega-3- und Omega-6-Fettsäuren

Unter den mehrfach ungesättigten Fettsäuren gelten die *Omega-3-Fettsäuren* als besonders gesund. Sie senken sowohl die Cholesterin- als auch die Triglyceridwerte und wirken sich günstig auf das Herz-Kreislauf-System aus. In der Schwangerschaft sind sie für die embryonale Entwicklung wichtig. Die essenziellen Omega-3-Fettsäuren halten die Zellwände elastisch und den Zellstoffwechsel funktionstüchtig, schmieren die Gelenke, schützen vor Entzündungen und sorgen für gesundes Blut, ein funktionierendes Immunsystem und geistige Beweglichkeit. Außer in fetten Meeresfischen wie Hering, Thunfisch, Lachs und Makrele sind Omega-3-Fettsäuren auch z.B. in Leinöl und Butter enthalten.

Gehalt an Omega-3-Fettsäuren in Lebensmitteln

Lebensmittel	Omega-3-Fettsäuren in g/100 g
Leinöl	55
Walnussöl	12
Rapsöl	9
Sojaöl	8
Leinsamen	18
Walnuss	8
Lachs	3
Schillerlocke	3
Scholle	3
Hering	2
Thunfisch	2
Rotbarsch	1

Die ebenfalls essenziellen mehrfach ungesättigten *Omega-6-Fettsäuren* sind Bestandteile von Zellmembranen. Sie senken gleichfalls den LDL-Blutwert, allerdings auch das HDL. Aus Omega-6-Fettsäuren entwickelt sich die entzündungsfördernde Arachidonsäure. In einem ausgewogenen Verhältnis zwischen den antientzündlichen Omega-3- und den proentzündlichen Omega-6-Fettsäuren ist das kein Problem.

Das Verhältnis von antientzündlichen Omega-3- und proentzündlichen Omega-6-Fettsäuren ist entscheidend

Die moderne Ernährung liefert aber verhältnismäßig zu viele Omega-6-Fettsäuren, weswegen viele Menschen unbemerkte Entzündungen im Körper haben. Omega-6-Fettsäuren sind vor allem in raffinierten industriellen Pflanzenölen wie Sonnenblumen-, Sesam-, Soja-, Mais- und Distelöl enthalten.

Ein gesundes und ausgewogenes Verhältnis zwischen Omega-3- und Omega-6-Fettsäuren liegt bei 1:2–5 vor, meist aber landen sehr viel mehr Omega-6-Fettsäuren auf dem Teller als Omega-3-Fettsäuren. In einer von Fast Food dominierten Ernährung liegt das Verhältnis leicht bei 1:10–20.

Wie setzt man Öle in der Küche ein?

- Nicht erhitzen: Walnussöl, Leinöl, Hanföl
- Leicht erhitzen: Olivenöl, Rapsöl (beide *extra vergine* bzw. nicht raffiniert)
- Stärker erhitzen: Raps- und Olivenöl (beide raffiniert), Sojaöl, Sonnenblumenöl (*high oleic*, reich an Ölsäure), Kokosfett

Sind gute Fette wirklich gut und schlechte wirklich schlecht?

Die gesättigten, überwiegend in tierischer Nahrung enthaltenen Fettsäuren gelten allgemein als gefährlich, da zu viele davon zu Gefäß- und Herz-Kreislauf-Erkrankungen führen können. Allerdings haben gesättigte Fettsäuren einen großen Vorteil: Sie reagieren nicht oder kaum mit Sauerstoff und werden also nicht ranzig. Sie sind nicht verantwortlich für Krankheiten, die durch radikale Oxidation hervorgerufen werden.

Dagegen haben die als gesund und herzschützend geltenden Pflanzenöle mit ihrem Gehalt an ungesättigten Fettsäuren einen Nachteil. Wegen ihrer chemischen Instabilität sind sie sehr reaktionsfreudig und oxidieren leicht, besonders die mehrfach ungesättigten Fettsäuren. Radikale Oxidationsreaktionen rufen, wenn sie nicht gestoppt werden, Krankheiten hervor (siehe Abschnitt »Entstehung vieler Krankheiten durch radikale Oxidation«). Sobald eine radikale Lipidoxidation eingesetzt hat, verwandelt sich ein wohltuendes in ein schädliches Öl.

Tatsächlich zeigte sich, dass der Ersatz von gesättigten Fettsäuren durch ungesättigte zwar zu einer Cholesterinsenkung, nicht aber zu einer Senkung der Gesamtsterblichkeit führte (siehe Abschnitt »Hohe Cholesterinwerte als Überlebensvorteil?«, Kapitel 1).

Butter oder Margarine?

Jahrzehntelang galt, dass man Butter wegen ihres hohen Cholesteringehalts (240 mg pro 100 g Butter) meiden sollte. Das Minnesota Coronary Experiment (siehe Abschnitt »Hohe Cholesterinwerte als Überlebensvorteil?«, Kapitel 1) zeigte aber, dass ein erhöhter Cholesterinspiegel nicht das Herzinfarktrisiko vergrößerte. Vielmehr erbrachte eine Auswertung von neun länderübergreifenden Studien 2016 keinen signifikanten Zusammenhang zwischen Butterkonsum und Herz-Kreislauf-Erkrankungen bzw. Gesamtsterblichkeit.

Auch weiß man mittlerweile, dass der Verzehr von cholesterinhaltigen Nahrungsmitteln nicht automatisch das Blutcholesterin erhöht, da der Körper dann die Produktion von Cholesterin drosselt.

Wer sich als Veganer für Margarine entscheidet, sollte darauf achten, dass darin keine Transfette enthalten sind und möglichst konkrete Angaben zum qualitativen und quantitativen Gehalt an Fettsäuren gemacht werden.

Widersprüche und Auflösung

Wenn die überwiegend gesättigten tierischen Fette als eher schädlich gelten, wie ist dann zu erklären, dass Populationen, die sich von Tierfett ernähren, oftmals keine Gefäßablagerungen und keine erhöhten Cholesterinwerte aufweisen? Beispielhaft dafür sind die Massai, die sich noch in den Sechzigerjahren von Blut, Milch und Innereien ernährten. Andererseits kann man hohe Cholesterinwerte haben, auch wenn man hochwertige Pflanzenöle konsumiert.

Professor Masqueliers Beschreibung der Oxidation von LDL-Cholesterin liefert die Erklärung für diese vermeintlichen Widersprüche: Die in tierischen Fetten enthaltenen gesättigten Fettsäuren können gar nicht oxidieren. Sie schaden dann, wenn sie im Übermaß eingenommen werden.

Umgekehrt sind die ungesättigten Fettsäuren dem Stoffwechsel nur so lange förderlich, wie sie nicht oxidieren, also ranzig werden. Werden sie aber von freien Sauerstoffradikalen getroffen, so setzt ein rasanter Oxidationsprozess ein und geht – sofern keine Antioxidanzien ihn stoppen – immer weiter. Die Oxidation zerstört das Fett von außen nach innen. In oxidierter Form ist ein gutes Öl, etwa hochwertiges Olivenöl, nicht mehr gesund, sondern schädlich.

Verhindert wird der Prozess durch die Einnahme von Antioxidanzien wie die Vitamine C, E und Betacarotin, OPC und Selen.

OPC und die Mittelmeerdiät

Traditionell wird bei hohen Cholesterinwerten eine Umstellung auf cholesterinarme Ernährung empfohlen, bei der auf stark cholesterinhaltige Nahrungsmittel wie Eier oder Butter verzichtet wird. Seit einigen Jahren findet zunehmend eine Verschiebung statt: Es wird nun vor dem Konsum gesättigter Fettsäuren gewarnt. Unbewiesen ist allerdings, dass diese einen direkten Einfluss auf die HDL- und LDL-Werte haben. Hingegen ist ein hoher LDL-Wert nachweislich ein Risikofaktor für eine Atherosklerose, zumal wenn LDL oxidiert.

Hier bestätigt die heutige Wissenschaft die Erkenntnisse, die Professor Masquelier vor Jahrzehnten bereits beschrieben hat – und für die er eine einfache Lösung fand: OPC. Und hier erklärt sich auch, was die für die Herzgesundheit propagierte Mittelmeerdiät so wertvoll macht: Es ist die Balance zwischen wertvollen, aber hochempfindlichen Ölen und den Substanzen, die diese Öle schützen: OPC.

Offizielle US-Empfehlung: mediterrane Ernährung

Die in den USA im Bereich der Herz-Kreislauf-Gesundheit führende Organisation ACC/AHA (American College of Cardiology/American Heart Association Task Force) empfiehlt in der neuesten Richtlinie von 2019, sich in Übereinstimmung mit der sogenannten mediterranen Diät bzw. Mittelmeerdiät zu ernähren. Diese gilt als eine der gesündesten Ernährungsweisen (siehe auch den Abschnitt »Die gerinnungshemmende Wirkung von OPC« weiter unten).

Die mediterrane Kost erfüllt die Bedingung, dass hochwertiges Öl mit antioxidativen Vitaminen kombiniert wird, um die Oxidation des Öls zu verhindern.

Die Mittelmeerdiät, wie sie beispielsweise in Ländern wie Griechenland, Italien, Frankreich und Spanien Tradition hat, gilt als extrem herzschützende Ernährungsform. Nachweislich senkt sie LDL-Cholesterin, Blutdruck und Gewicht. Laut ATTICA, einer im Großraum Athen durchgeführten Zehnjahresstudie, konnte ein direkter Zusammenhang zwischen der Einnahme von Olivenöl und der Verhinderung von koronarer Herzerkrankung nachgewiesen werden.

Gekennzeichnet ist diese Ernährungsform durch die Einnahme von hochwertigen Ölen mit ungesättigten Fettsäuren wie Olivenöl und viel Seefisch sowie Obst, Gemüse, Samen, Nüsse und Rotwein. Wie gesagt werden bei dieser Kombination die empfindlichen Fettsäuren in Öl und Fisch durch die antioxidativen Vitamine in den pflanzlichen Nahrungsmitteln und besonders durch OPC in Rotwein vor Oxidation geschützt. Übrigens ist in (nur traditionell hergestelltem!) Rotwein so viel OPC enthalten, dass ein kleines Glas zur Hauptmahlzeit bereits für diesen Effekt ausreicht.

Was hat OPC mit der mediterranen Kost zu tun?
Die traditionelle mediterrane Ernährung besteht überwiegend aus Meeresfischen, Obst, Gemüse, Olivenöl und Rotwein. In dieser Zusammenstellung werden dem Körper hochwertige ungesättigte Fettsäuren (in Fisch und Olivenöl) zur Verfügung gestellt, die durch die Antioxidanzien in Obst und Gemüse und besonders durch OPC in Rotwein vor Oxidation geschützt werden.

Superschädliche Transfette

Die wirklich schädlichen Fette sind die gehärteten Transfette. Sie gefährden unsere Gesundheit so stark, dass sie z.B. 2008 in New York verboten wurden. Sie lassen das »schlechte« LDL-Cholesterin im Blut ansteigen und senken HDL. Dadurch erhöhen sie die Gefahr eines Herzinfarkts oder Schlaganfalls, denn das Entzündungsrisiko und die Gefahren für die Gefäße steigen.

Was sind Transfette?

Transfette entstehen, wenn pflanzliche Öle erhitzt werden, damit sie härter und haltbarer werden. Bei Temperaturen über 130 °C werden die wohltuenden Cis-Fettsäuren in die auch als »Killerfette« bezeichneten Transfette umgewandelt. Dies geschieht beispielsweise bei der Herstellung von Backmargarine oder Frittierfett.

Leider sind sie in unserem modernen Essen überall zu finden, nicht nur in frittierten, sondern auch in anderen industriell verarbeiteten Lebensmitteln wie Donuts, Keksen, Fertigsuppen und -soßen, Eis, Wurst und sogar in Müsliriegeln.

> »Killerfette«: Eine Portion Pommes täglich erhöht das Herzinfarktrisiko um 25 Prozent.

Transfette sind neben dem Anstieg von LDL-Cholesterin auch für eine Reihe von anderen »modernen Zivilisationskrankheiten« verantwortlich: Sie lassen den Blutdruck steigen und können dadurch eine koronare Herzkrankheit anstoßen sowie zu Insulinempfindlichkeit, Allergien, Demenz, Morbus Crohn und Krebs führen. Der zunehmende Konsum von Convenience-Produkten, die Transfette enthalten, erklärt, warum diese Krankheiten vermehrt auftreten.

Worauf man beim Fettkonsum achten sollte, um Blutfettwerte zu senken und Herzrisiken zu minimieren

- Künstliche Transfette meiden: Fast Food, Frittiertes wie Pommes frites, Blätterteig und Berliner/Krapfen; Industriemargarine, Kekse, Eis u. a.
- Gesättigte Fettsäuren (in überwiegend festen Fetten) eignen sich zum Braten bei großer Hitze: Palmfett, Kokosfett, Ghee (geklärtes Butterschmalz). Sie können nicht oxidieren und schützen vor beschleunigter Alterung und Faltenbildung.
- Der Körper braucht vielfältige Fette und Öle, nicht zuletzt für den Transport der Vitamine A, D, E und K: Ungesättigte Fettsäuren eignen sich für Salate oder als Zugabe in das Essen nach dem Kochen, z. B. Olivenöl, Rapsöl, Haselnussöl, Mandelöl, Sesamöl (einfach ungesättigte Fettsäuren) oder Walnussöl, Kürbiskernöl, Distelöl, Leinöl u. a. (mehrfach ungesättigte Fettsäuren).
- Öle mit überwiegend mehrfach ungesättigten Fettsäuren sind extrem reaktionsfreudig und können leicht ranzig werden. Um diesen Oxidationseffekt zu vermeiden, sollten sie immer zusammen mit Antioxidanzien wie OPC oder den Vitaminen A, E und Betacarotin eingenommen werden. In vielen Pflanzenölen ist bereits Vitamin E als Oxidationsschutz enthalten. Je mehr von den mehrfach ungesättigten Fettsäuren in einem Öl enthalten ist, desto mehr Antioxidationsmittel sind erforderlich. Die zusätzliche Einnahme von OPC ist angeraten.
- Omega-3-Fettsäuren senken LDL-Cholesterin- und Triglyceridwerte. Sie sind enthalten in Meeresfischen (Lachs, Hering, Thunfisch), Lebertran, Leinöl, Raps- und Walnussöl, Leinsamen, Nüssen u. a.

OPC kann Plaques sogar rückgängig machen

Wie wir gesehen haben, kann OPC der Plaqueentwicklung und damit der Atherosklerose vorbeugen. Was aber, wenn sich Plaques bereits in den Arterien gebildet haben? Bringt OPC auch bei vorhandenen Gefäßablagerungen Hilfe? Die Antwort lautet ja und wurde 2015 eindrucksvoll durch eine zweijährige Studie (Cao et al.) an 287 Patienten bestätigt. Diese litten unter atherosklerotischen Ablagerungen in der Halsschlagader. 146 Testpersonen erhielten täglich 200 mg OPC, während eine Kontrollgruppe von 141 Personen kein OPC einnahm. Bei der OPC-Gruppe verringerten sich die Ablagerungen allmählich und waren nach 24 Monaten um 33,1 Prozent zurückgegangen. Hingegen hatten bei der Kontrollgruppe, die in diesem Zeitraum kein OPC eingenommen hatte, die Ablagerungen zugenommen.

Angesichts der Auswirkungen atherosklerotischer Plaques auf Schlaganfälle und Herzinfarkte zeigen diese Testergebnisse eindeutig, dass OPC ein mächtiger Schutz vor Herz-Kreislauf- und anderen koronaren Erkrankungen ist.

Aus der Praxis

Eine mir bekannte Frau hatte mit Ende vierzig einen schweren Herzinfarkt. Laut den Ärzten enthielt die Aorta zu 50 Prozent Ablagerungen. Sie vertrug die verordneten Medikamente nicht. Stattdessen nahm sie hoch dosiert OPC ein (täglich 400 mg). Nach anderthalb Jahren wurde bei einer Katheteruntersuchung festgestellt, dass die Plaque sich völlig aufgelöst hatte.

»Jungfräuliche« Gefäße

Menschen, die regelmäßig OPC einnehmen, bekommen bei medizinischen Arterienuntersuchungen häufig die gleiche Diagnose: Ärzte charakterisieren den Gefäßzustand mit dem Begriff »jungfräulich«. Die Arterien sind rein und unberührt von jeglichen Ablagerungen. Diese Erfahrung wurde mir verschiedentlich berichtet, und auch ich selbst und einige Familienangehörige haben solche Äußerungen nach Ultraschalluntersuchungen der Gefäße gehört. (Wie OPC diesen Gefäßschutz bewirkt, siehe Abschnitt »Gefäßschutz durch OPC« weiter unten.)

OPC senkt Bluthochdruck

Wo hoher Blutdruck auf Gefäßablagerungen durch oxidiertes LDL-Cholesterin zurückgeht, kann er logischerweise durch OPC-Einnahme gesenkt werden. Bluthochdruck (Hypertonie) ist einer der Faktoren des metabolischen Syndroms, das so oft ein Vorläufer des Herzinfarkts ist. Wie kommt es dazu?

Der Blutdruck bezeichnet die Kraft, mit der bei jedem Herzschlag das Blut durch die Gefäße gepresst wird. Das geschieht, um die Körperzellen mit Sauerstoff und Mikronährstoffen zu versorgen. Dieser Druck geht von der linken Herzkammer aus, die sich zusammenzieht und dadurch das Blut in die Hauptarterie drückt. Diese Phase nennt man Systole. Anschließend entspannt sich die Herzkammer und füllt sich dabei mit neuem Blut. Diese Phase ist die Diastole. Spannung und Entspannung wechseln sich ab und haben einen unterschiedlichen Blutdruck.

Bei einem gesunden Menschen liegt der systolische Wert im Idealfall bei 120 mmHg, der diastolische Wert bei 80 mmHg: Der Blutdruck wird dann mit 120 zu 80 (120/80) angegeben. Ein etwas darunter liegender niedriger Blutdruck gilt als ebenfalls günstig. Hat man über eine längere Zeit einen Blutdruck von über 140 zu über 90 (> 140/> 90), liegt eine erste Stufe des Bluthochdrucks vor, längerfristige Werte von über 180 zu über 110 (> 180 /> 110) werden als schwerer Bluthochdruck eingestuft.

Warum ist Bluthochdruck gefährlich?
Aufgrund von Ablagerungen in den Arterien können sich diese nicht mehr an den wechselnden Druck anpassen. Das Blut wird mit zu hohem Druck durch die engen, harten Gefäße gepresst, was für den Körper extrem anstrengend und belastend ist. Mit jedem Schlag muss das Herz übermäßig viel Kraft aufbringen und erschöpft sich dabei. Es kann einen Infarkt oder Rhythmusstörungen erleiden. Aber auch andere Organe sind gefährdet: Augen, Nieren oder das Gehirn können ebenfalls erkranken.

Wegen der Infarktgefahr sollte man rechtzeitig Maßnahmen zur Senkung von hohem Blutdruck ergreifen: Sport treiben, den Konsum von Alkohol, Nikotin, Fett, Salz und Zucker senken und die Gefäße stärken. Dabei ist OPC der ideale, weil doppelte Schutz: Als Antioxidans verhindert es die Oxidation von LDL-Cholesterin und wirkt dadurch der Plaquebildung in den Blutgefäßen entgegen. Darüber hinaus schützt es diese durch seine anhaftende und antientzündliche Wirkung, wie in Abschnitt »OPC verhindert Entzündungen« noch dargestellt wird.

Wissenschaftliche Nachweise zur blutdrucksenkenden Wirkung von OPC

Wissenschaftliche Studien bestätigen, dass OPC bei Hypertonie bereits nach einigen Wochen den Blutdruck senkt. In einer US-Studie (Hosseini et al. 2001) nahmen die Testpersonen acht Wochen lang täglich 200 mg OPC ein und senkten dadurch den anfänglich leicht erhöhten Blutdruck von 140–159/90–99 mmHg auf durchschnittlich 134/94 mmHg. In der Placebo-Kontrollgruppe blieb der Blutdruck unverändert.

In einer anderen Studie (Liu et al. 2004) konnte der Blutdruck von Hypertonikern durch die tägliche Einnahme von 100 mg OPC so weit gesenkt werden, dass sie nur noch die halbe Dosis ihres Bluthochdruckmedikaments einnehmen mussten, das sie während der Studie weiterhin genommen hatten.

Diese Studien bestätigten einen Doppelblind-Test, der bereits Anfang der Achtzigerjahre in Frankreich durchgeführt worden war. Bluthochdruckpatienten nahmen täglich 150 mg OPC ein, woraufhin sich die Kapillarresistenz (Widerstandsfähigkeit der Gefäße) erhöhte. Dies zeigte, dass OPC eine schützende Rolle im Zusammenspiel der Faktoren einnimmt, die sich auf den Blutdruck auswirken. Denn die Elastizität der Arterienwand stellt eine wichtige Schutzfunktion im Fall von Herz-Kreislauf-Krankheit dar (Schwitters 2017).

Schutzengel im Hintergrund

Der Bluthochdruck ist ein gutes Beispiel für die häufig unbemerkte positive Wirkung von OPC, die sich im Hintergrund abspielt. Ein hoher Blutdruck wird oft lange nicht erkannt, da man ihn zunächst nicht spürt, weswegen man ihn auch einen »leisen Killer« nennt. OPC wirkt dem entgegen und schützt uns letztlich vor einem Herzinfarkt, ohne dass uns dies bewusst ist.

Diesen Effekt hat die Einnahme von OPC übrigens in vielen Bereichen. Oft habe ich erlebt, dass langjährige OPC-Nutzer im Gespräch mit mir zufällig erkannten, dass sie keine Bronchitis oder Grippe mehr hatten, seit sie regelmäßig OPC zu sich nahmen, während sie zuvor jeden Winter damit zu kämpfen hatten. Mag sein, dass OPC nicht immer so spektakulär wirkt wie ein Medikament, das von einem Tag auf den anderen Symptome verschwinden lässt. Aber die unauffällige Beseitigung von Krankheitsursachen führt zu langfristiger Gesundung.

Aus der Praxis

Berichtet wurde mir von einer 88-Jährigen, die nach der fehlerhaften Überdosis eines Medikaments gegen Blutgerinnung »Bluterin« wurde und Hämatome am ganzen Körper hatte. Zudem litt sie unter Gelenkschmerzen und Bluthochdruck, war schwach und hatte Konzentrationsbeschwerden. Das änderte sich, als sie täglich 200 mg OPC kombiniert mit natürlichem Vitamin C einnahm. Der Zustand ihrer Haut verbesserte sich, die Gelenkschmerzen ließen nach, und der Blutdruck normalisierte sich.

*

Eine 56-Jährige konnte einen Bluthochdruck von 170/95 mmHg mit der täglichen Einnahme von 200 mg OPC (bei einem Körpergewicht von 60 kg) bereits nach zwei Monaten normalisieren.

Die gerinnungshemmende Wirkung von OPC

OPC hat eine antithrombotische Wirkung: Es hemmt die Thrombozytenaggregation (Verklumpung der Blutplättchen) und wirkt der Blutgerinnung und einer Thrombose entgegen. Das ist besonders dann günstig, wenn Gefäße aufgrund von Ablagerungen verengt sind. Dann sollte das Blut nicht zu »dick« sein, denn »dünneres« Blut fließt leichter durch Engstellen und die Gefahr eines thrombotischen Verschlusses mit anschließendem Infarkt ist geringer.

»Rotweintrinker leben länger«: Wie bereits erwähnt, fand Masquelier heraus, was dahintersteckt. Der relativ hohe Gehalt an OPC in (herkömmlich hergestelltem) Rotwein ist die Erklärung für das französische Paradox, das auf der antioxidativen und auf der gerinnungshemmenden Wirkung von OPC beruht. Rotwein ist das einzige alkoholische Getränk, das keinen Rebound-Effekt hervorruft, durch den das Blut »dicker« wird (siehe Kasten). Während nach dem Konsum aller anderen Alkoholika die Blutplättchen innerhalb von 18 Stunden klebriger werden, tritt dieser Effekt bei mäßigem Rotweingenuss nicht auf. Und da die Blutplättchen nicht klebriger werden, verklumpen sie auch nicht.

Vielmehr verringert sich bei regelmäßiger und sehr mäßiger Einnahme von Rotwein mit der Zeit der Gehalt an Fibrinogen im Blut. Das ist ein Gerinnungseiweiß und wichtiger Baustein von Blutgerinnseln. Langfristig werden Gerinnsel sogar aufgelöst. Diese Wirkungen gehen auf OPC als Inhaltsstoff von Rotwein zurück.

OPC im Rotwein verhindert Rebound-Effekt
Alkohol verringert die Thrombozytenaggregation, d.h. die Verklumpung der Blutplättchen. Er wirkt der Blutgerinnung entgegen. Allerdings dauert diese Wirkung nur ungefähr 18 Stunden nach Alkoholeinnahme an. Danach kommt es zu einem Rebound-Effekt (Umkehreffekt): Die Blutplättchen werden klebriger, und die Gefahr von Thrombose, Embolie und Herzinfarkt erhöht sich drastisch.
Dieser Rebound-Effekt ist bei allen Alkoholarten zu beobachten. Die einzige Ausnahme ist Rotwein. Nach dessen Konsum entwickeln sich keine Thromben (Blutklümpchen) und damit auch keine Gefahr für Thrombose etc. Und was ist das Besondere an Rotwein? Was hat er, das andere Alkoholika nicht haben? Rotwein enthält große Mengen an OPC.

Mit Blutverdünnern gegen Herzinfarkt: Aspirin

KHK-Patienten erhalten häufig Blutverdünner. Diese sollen dabei helfen, dass das Blut in Arterien durch Engstellen fließen und dahinter liegende Gewebe weiter mit Sauerstoff und Nährstoffen versorgen kann. Bei »Arterienverkalkung« drohen unterschiedliche Komplikationen. Die Plaque kann allmählich so stark zunehmen, dass sie das Blutgefäß verschließt. Oder verhärtete Plaquekappen können abbrechen und an verengten Stellen hängen bleiben.

Hinzu kommt eine weitere Gefährdung: Nach dem Abbruch der Spitze werden aus dem Inneren der Plaque gerinnungsfördernde Faktoren in das Blutplasma freigesetzt und erhöhen zusätzlich das Infarktrisiko. Diese Gefahr soll durch Blutverdünner verringert werden. Zu diesen gehört Acetylsalicylsäure (ASS) wie in Aspirin, einem Medikament, das in keiner Hausapotheke fehlt und überwiegend gegen Kopf- und andere Schmerzen sowie zur Fiebersenkung eingesetzt wird.

Doch als regelmäßig zur Blutverdünnung prophylaktisch eingenommenes Arzneimittel ist Aspirin keineswegs harmlos. Dies machen die 2019 veröffentlichten Richtlinien des American College of Cardiology/American Heart Association Task Force (ACC/AHA 2019) deutlich. Diese Institution ist in den USA führend im Bereich der Herz-Kreislauf-Gesundheit. Nachdem jahrzehntelang Aspirin ganz selbstverständlich zur gewohnheitsmäßigen »Primärprävention« von atherosklerotischen Herz-Kreislauf-Erkrankungen gehörte, empfiehlt die ACC/AHA-Richtlinie nun, das Medikament nur selten einzusetzen und stattdessen eine gesunde Lebensweise mit mediterraner Ernährung, körperlicher Bewegung und dem Verzicht auf Rauchen zu pflegen (siehe Abschnitt »OPC und die Mittelmeerdiät«).

Hintergrund dieser veränderten Empfehlung sind Erkenntnisse über einen mangelnden Nutzen der regelmäßigen Aspirin-Einnahme sowie schädliche Nebenwirkungen, insbesondere ein erhöhtes Blutungsrisiko.

Alte Menschen sind besonders betroffen, da im Alter die Kapillaren durchlässiger werden, was die Blutungsgefahr zusätzlich erhöht. Kollagen, ein wichtiger Gefäßbestandteil, der den Kapillaren und anderen Gefäßen Halt und Festigkeit verleiht, baut sich mit zunehmendem Alter ab. Am ehesten erkennen wir diesen Abbauprozess an der

Haut, die ebenfalls Kollagen enthält: Sie wird faltig. Wie die Haut verlieren auch die Gefäße aufgrund von Kollagenverlust ihre Geschmeidigkeit und Flexibilität und werden allmählich starr. Dadurch erhöht sich die Gefahr, dass sie brechen. Schon leichter Druck auf spröde Gefäße führt zu innerer Blutung, wobei sich die Blutungsgefahr noch erhöht, wenn man gleichzeitig Blutverdünner einnimmt.

Erhöhtes Blutungsrisiko bei regelmäßiger Aspirin-Einnahme

Aspirin schwächt die winzigen Blutgefäße, die Kapillaren. 15 bis 20 Prozent der Patienten bekommen durch regelmäßige Aspirin-Einnahme Magen-Darm-Probleme. Es kann auch zu einer schweren (bis hin zu einer tödlichen) Blutung kommen, etwa im Gehirn.

ACC/AHA-Empfehlungen im Überblick

Bezogen auf gering dosiertes Aspirin (täglich 75–100 mg) sollten weder über Siebzigjährige noch Menschen jeglichen Alters mit erhöhtem Blutungsrisiko gewohnheitsmäßig Aspirin einnehmen. Lediglich bei einigen ausgewählten Personen zwischen vierzig und siebzig könne man Aspirin zur primären Prävention in Erwägung ziehen, sofern sie kein erhöhtes Blutungsrisiko haben.

Bezogen auf die vorbeugende Einnahme von Aspirin lautet das Ergebnis: »Prophylaktisches Aspirin zur Primärprävention bei Erwachsenen über siebzig ist potenziell schädlich und angesichts des erhöhten Blutungsrisikos in dieser Altersgruppe schwer für einen routinemäßigen Einsatz zu rechtfertigen.«

Risiken vermeiden mit OPC

Warum sollte man einer Erkrankung mit einem Mittel vorbeugen, das seinerseits Gefahren birgt, oder zugespitzt gesagt: Warum sollte man eine Thrombose gegen eine Magen- oder Hirnblutung tauschen? Und ist es überhaupt nötig, prophylaktisch Blutverdünner einzunehmen? Eher nicht, wenn man einen gesunden Lebensstil pflegt (siehe hierzu ausführlich Kapitel 4). Aber wer ein Leben lang geraucht, sich wenig bewegt und sich fett- und zuckerreich ernährt hat, dem fällt eine grundlegende Änderung der Lebensgewohnheiten meist schwer. In diesem Fall hilft die Einnahme eines Blutverdünners. Dann sollte es jedoch möglichst einer sein, der natürlich und frei von Nebenwirkungen ist: OPC.

OPC verhindert die Verklumpung der Blutplättchen, also die »Blutverdickung«, und schützt zugleich die Gefäße, indem es die Kapillarresistenz erhöht und Blutungen verhindert. Der Gefäßschutz von OPC ist ausführlich im nächsten Abschnitt dargestellt (siehe »Gefäßschutz durch OPC«).

OPC repariert die von Aspirin geschwächten Gefäße

Eine Studie aus dem Jahr 2011 kommt zu dem Ergebnis, dass die regelmäßige Einnahme von Aspirin eher schädlich als nützlich ist (Dorresteijn et al. 2011). Bereits 1980 wurde an der Universität von Grenoble festgestellt, dass OPC durch Aspirin geschwächte Kapillaren (kleinste Blutgefäße) wiederherstellt. Zwei Wochen lang nahmen ältere Patientinnen täglich 1000 mg Aspirin ein, wodurch ihre Kapillaren geschwächt und durchlässiger wurden. Anschließend nahm die Testgruppe vier Wochen lang OPC plus Aspirin ein, während eine Kontrollgruppe ein Placebo (wirkungsloses Mittel) plus Aspirin einnahm. Nur in der OPC-Testgruppe wurde der Kapillarzustand bei 12 von 15 Testpersonen völlig wiederhergestellt.

Zusammenfassend lässt sich als Regel für einen funktionierenden Blutfluss ableiten: Eine pathogene »Verdickung« des Blutes kann durch die regelmäßige Einnahme von OPC rückgängig gemacht oder verhindert werden. OPC verhindert die Thrombozytenaggregation (Verklumpung der Blutplättchen). Gleichzeitig erhöht es die Kapillarresistenz, d.h., die Gefäßwände werden fester und verhindern das Aussickern von Blut.

Aus der Praxis: Marcumar und OPC
Dürfen Marcumar-Patienten OPC einnehmen? In diesem Zusammenhang wurde mir mehrfach mitgeteilt, dass Patienten, die blutverdünnende Mittel wie Marcumar bekamen, unter der Voraussetzung der engmaschigen und ärztlich überwachten Kontrolle zusätzlich OPC einnahmen. Dies führte meist dazu, dass die Marcumar-Dosis allmählich herabgesetzt werden konnte. Die Dosisreduzierung sollte aber immer nur von den behandelnden Ärzten ausgehen, keinesfalls sollte man das Medikament selbstständig reduzieren oder gar absetzen.

Gefäßschutz durch OPC

Neben der antioxidativen Schutzwirkung, die OPC durch die Neutralisierung von freien Radikalen ausübt, erfüllt es noch eine andere wichtige Funktion: OPC schützt alle unsere Gefäße vor Angriffen, Entzündung und zu großer Durchlässigkeit.

Gefäßprobleme: Zahnfleischbluten, schwere Beine, Hämatome …

Wenn Ihr Zahnfleisch beim Zähneputzen blutet, wenn sich häufig die Augen röten, weil die kleinen Äderchen im Augenweiß – etwa durch kalten Wind – platzen, wenn Ihre Beine nach langem Stehen schmerzen und anschwellen oder wenn schon ein leichter Stoß zu einem Hämatom (blauen Fleck) führt, haben Sie ein Gefäßproblem. Es betrifft die kleinen, empfindlichen Kapillaren, die schon auf leichten Druck platzen und Flüssigkeit in die umliegenden Zellen unkontrolliert aussickern lassen. In diesem Fall gibt es ein Problem mit der Permeabilität (Durchlässigkeit), das sich in Bluterguss und Ödem zeigt.

Den Kapillarzustand kann man ermitteln, indem man Druck auf die Kapillarwand ausübt und die Zeit misst, nach der die Wand nachgibt und platzt. Dauert diese Zeitspanne lang, hat man eine hohe Kapillarresistenz (Widerstandskraft der Kapillaren). Will man die Gefäße gesund erhalten, ist es wichtig, die Kapillarresistenz zu stärken.

OPC heftet sich an Proteine

Eine solche Schutzwirkung auf die Kapillaren, Arterien und Venen besitzt OPC. Es hat eine besondere Eigenschaft, die fachsprachlich als »Proteinaffinität« bezeichnet wird. Proteine sind Eiweißmoleküle. Sie sind nicht nur in der Nahrung enthalten, sondern auch Bestandteile unserer Körperstrukturen.

Das im Körper am weitesten verbreitete Protein ist Kollagen. Gemeinsam mit einem anderen Protein, dem Elastin, bildet es ein Gerüsteiweiß, das ein wesentlicher Bestandteil von Bindegewebe, Knochen, Muskeln, Haut, Knorpel, Sehnen und eben auch den Gefäßen ist und all diesen Strukturen inneren Aufbau und Halt gibt. Man kann sich Kollagen wie eine Leiter vorstellen, deren Seitenteile leicht gegeneinander verdreht und in regelmäßigen Abständen durch Querstreben – oder Sprossen, um im Leiter-Bild zu bleiben – miteinander verbunden sind (siehe Abbildung 6 im nachfolgenden Abschnitt »Die Bedeutung von gesunden Gefäßen für den Blutkreislauf«). Man kann sich diese Struktur auch als drei Faserstränge vorstellen, die spiralförmig miteinander verflochten und untereinander durch Häkchen verbunden sind. Dank dieser Struktur ist Kollagen normalerweise elastisch.

»Affinität« bedeutet Anziehung: Das proteinaffine OPC wird also von Proteinen angezogen. Sobald es in den Körper gelangt, erkennt es Kollagen und Elastin als Proteine und heftet sich an sie. Auf diese Weise werden alle Körperstrukturen, in denen diese beiden Proteine enthalten sind, von OPC bedeckt und geschützt. Das betrifft unseren ganzen Körper, von Kopf bis Fuß: Knochen brechen nicht so leicht, Wunden heilen schneller, das Bindegewebe bleibt länger stark, die Haut altert langsamer und die Blut- und Lymphgefäße bleiben stark und geschmeidig.

Wie wichtig gesunde Gefäße im Hinblick auf die Herz- und Kreislaufgesundheit sind, zeigt die Bedeutung des Blutkreislaufs für den Organismus.

Die Bedeutung von gesunden Gefäßen für den Blutkreislauf

Ständig müssen alle Körperzellen mit Sauerstoff und Mikronähr- bzw. Botenstoffen versorgt werden, die über Blut und Lymphe zu ihnen gelangen und über die auch Abfallstoffe wieder ausgeschieden werden. Jeder Herzschlag bewegt das Blut innerhalb der Gefäße weiter, die wie ein riesiges Transportnetz den Körper durchziehen. Es ist dem Straßennetz vergleichbar, von den übergeordneten großen Autobahnen bis hin zu schmalen Nebenstraßen, und besteht aus Arterien, Venen, Lymphgefäßen und Kapillaren. Letztere sind feinste Verzweigungen von Blut-

und Lymphgefäßen, die bis an jede einzelne Zelle heranreichen.

Dieses Transportsystem ist ins Bindegewebe eingebettet. Seine Funktionen sind aufeinander abgestimmt, und es ist wichtig, dass jedes Teil funktioniert, damit der Transport nicht ins Stocken gerät. Die *Arterien* pumpen das sauerstoffreiche »saubere« Blut zu den Zellen, wobei die Arterienwände, die aus Muskel- und Bindegewebszellen bestehen, in der Lage sind, sich flexibel auf den Volumenwechsel in der Arterie einzustellen. So bleibt der Blutdruck zwischen den Herzschlägen stabil. Die *Venen* transportieren das Blut zurück zu Nieren und Leber, wo es gereinigt wird.

Die Bedeutung von Endothelzellen

Arterien und Venen sind mit einer Schicht aus Endothelzellen ausgekleidet. Diese haben verschiedene Funktionen: Sie wählen aus, welche Mikrostoffe sie durch die Kapillaren in das Gewebe hindurchlassen. In den Nieren filtern sie das Blut, bei Entzündungen rufen sie weiße Blutkörperchen herbei, und auch bei der Wundheilung, der Neubildung von Blutgefäßen und der Blutdruckregulierung spielen sie eine wichtige Rolle.

Die Folgen von durchlässigen Gefäßen

Bei zu großer Durchlässigkeit der Gefäße treten Blut oder Lymphe in das umgebende Gewebe aus und es entwickeln sich schmerzhafte Ödeme oder Blutergüsse. Zudem können durch die verletzte Endothelschicht weitere Komplikationen entstehen: Krampfadern, Thrombose oder hoher Blutdruck bis hin zu Herzversagen. Im Gehirn etwa können sie zu Schlaganfällen führen. Es ist also in vielerlei Hinsicht wichtig, Kapillaren und das Endothel gesund und den Blutkreislauf funktionsfähig zu erhalten.

OPC stärkt die Gefäße durch Anhaftung

Indem sich OPC an Kollagen und Elastin heftet, die Bestandteile aller Blut- und Lymphgefäße sowie der Kapillaren sind, stärkt es diese im gesamten Körper und beugt schwerwiegenden Vorfällen und Erkrankungen vor. OPC hält die Arterienwand intakt, indem es ihr Kollagen vor den Angriffen von freien Radikalen schützt. Ohne diesen Schutz kann Kollagen zerbrechen und starr werden.

Unter dem radikalen Angriff auf Kollagen können einzelne Sprossen getroffen und »herausgeschlagen« werden. Dann entsteht an dieser Stelle der Leiter ein Loch. Die Gefäßwand wird porös, und Flüssigkeit kann aus dem Gefäß leichter in umliegendes Gewebe austreten. Es entsteht ein Ödem oder eine innere Blutung. Die »versickerte« Blut- und Lymphflüssigkeit kann nur schwer aus den Zellen entfernt werden. Meist helfen eine professionelle Lymphdrainage und Kompressionsstrümpfe bei Ödemen in den Beinen.

Kollagen – Aufbau und Gefährdung

Kollagen ist wie eine Leiter aufgebaut. Es besteht aus Seitenteilen, sogenannten Polypeptiden, die durch regelmäßige Sprossen miteinander verbunden und leicht gegeneinander verdreht sind, sodass die Leiter spiralförmig ist.

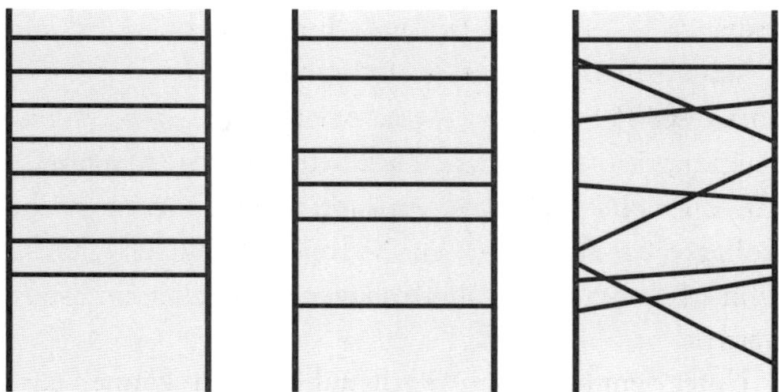

Abb. 6 a–c: Leiterstruktur von Kollagen
Abb. 6 a: Gesundes Kollagen: Alle Sprossen sind an ihrem Platz.
Abb. 6 b: Zu große Gefäßdurchlässigkeit
Abb. 6 c: Zu viele und chaotisch angeordnete Sprossen machen das Gewebe starr.

Aber freie Radikale können auch das Gegenteil bewirken: Nicht nur »löchern« sie die Kollagenstruktur, es kann auch zu einer chaotischen Sprossenbildung kommen. Neue Sprossen bilden sich kreuz und quer mit der Folge, dass Kollagen starr wird. An der Haut erkennt man diesen Prozess daran, dass sich Falten bilden (die übrigens nicht mehr rückgängig gemacht werden können). In den Arterien, Venen und Kapillaren behindert starres Kollagen die Fähigkeit der Gefäße, sich an veränderten Blutdruck anzupassen.

Historisches Fallbeispiel: Schwangerschaftsödeme

Das erste dokumentierte »Fallbeispiel« und zugleich der Ausgangspunkt für die Entdeckung und Erforschung von OPC war das der Madame Tayeau. Sie war die Frau von Jack Masqueliers Doktorvater Professor Francis Tayeau.

Als Masquelier für seine Dissertation über OPC forschte – Masquelier war Doktor der Naturwissenschaften, was Chemie, Medizin und Pharmazie umfasste –, fand er in den roten Häutchen von Erdnusskernen eine ungiftige Substanz, OPC, die bei Meerschweinchen die Gefäße verstärkte.

Also wurde OPC im Rahmen einer Studie der Universität von Bordeaux mehreren Frauen mit Gefäßproblemen verabreicht, darunter auch der schwangeren Madame Tayeau. Sie litt an Ödemen in den Beinen. Ödeme entstehen, wenn Blut und Lymphe aus zu durchlässigen Gefäßen in die umliegenden Gewebezellen austreten. Es entwickeln sich dann teils schmerzhafte Schwellungen. Während der Schwangerschaft kommt es häufig zu Ödemen, besonders in den Beinen, die anschwellen.

Nach der Einnahme von OPC besserte sich Madame Tayeaus Zustand, und innerhalb von 48 Stunden waren die Probleme völlig beseitigt. Auch bei den anderen Frauen verbesserte sich der Zustand deutlich.

Das war der Beginn einer Forschung, die unter der Federführung von Professor Masquelier mehrere Jahrzehnte dauerte und der Menschheit einen großen Gewinn beschert hat.

Endothelschutz bedeutet Thromboseverhinderung

Wie bereits erwähnt, sind die Gefäße innen mit einer Endothelschicht ausgekleidet. Neben ihren Filteraufgaben zwischen Kapillaren und Gewebe, bei der Wundheilung und Blutdruckregulierung haben sie noch eine weitere für die Herz-Kreislauf-Gesundheit wichtige Funktion: In gesunden Endothelzellen wird Stickstoffmonoxid (NO) gebildet, das die Arterien weitet und die Blutgerinnung senkt. Dieses Molekül fördert die Durchblutung und Mikrozirkulation, während es die Blutgerinnung verhindert.

Endothelzellen in den Gefäßen können durch freie Radikale und auch durch Zuckermoleküle zerstört werden. Letztere sind häufig im Blut von Diabetikern unterwegs, aber auch bei Gesunden, die zu viele Kohlenhydrate, vor allem Zucker, konsumieren. Bei einer zerstörten Endothelschicht lässt die NO-Produktion in den Arterien nach. Das wirkt sich nicht nur auf den Blutkreislauf, sondern auch auf den Herzmuskel aus. Er kann sich nicht mehr richtig entspannen.

Indem OPC das Endothel schützt, sorgt es für die notwendige Produktion von Stickstoffmonoxid und übt eine weitere Schutzfunktion aus, die Infarkt und Zusammenbruch des Herz-Kreislauf-Systems verhindert (siehe auch den voranstehenden Abschnitt »Die gerinnungshemmende Wirkung von OPC«).

Bedeutung für unseren Alltag

Für die Entspannung des Herzmuskels ist u.a. genügend Stickstoffmonoxid (NO) erforderlich. Dieses kann nur in Blutgefäßen mit einer gesunden Endothelschicht produziert werden. OPC sorgt für deren Gesunderhaltung.

OPC unterstützt die Kollagenproduktion

Gesundes Kollagen ist für einen funktionierenden Blutkreislauf unerlässlich. Nicht nur schützt OPC Kollagen und erhält es elastisch und flexibel, es trägt indirekt auch dazu bei, dass frisches Kollagen produziert wird. Die entscheidende Substanz für die Kollagensynthese ist Vitamin C. Ohne Vitamin C gäbe es kein Kollagen. Zwar ist OPC also nicht direkt an der Produktion von Kollagen beteiligt, aber indem es die Wirkung von Vitamin C verzehnfacht, trägt OPC indirekt zur Biosynthese von Kollagen und damit zur Gesunderhaltung der Gefäße bei (siehe Abschnitt »... und zurück zur Leber: HDL«, Kapitel 2).

OPC: seit Jahrzehnten wirkungsvolle Gefäßmedikamente in Frankreich

Gefäßprobleme waren die ersten Indikationen, bei denen OPC in den 1960er-Jahren klinisch getestet wurde. Aus diesen Tests gingen in Frankreich die wirkungsvollsten Gefäßschutzmedikamente (Flavan, Endotélon) hervor. Bis heute werden sie dort bei einem Gefäßproblem verschrieben. Zu den Indikationen gehören: venenbedingte Beschwerden wie schwere Beine, Krämpfe, Schmerzen, Kribbeln, Taubheit der Extremitäten (Parästhesie), Ödeme, Kapillarschwäche der Haut, z.B. blaue Flecken, Couperose, »Besenreiser«, Krampfadern, Venenentzündung, Hämorrhoidenvorfälle, Hautkrankheiten wie Nesselsucht (juckende rote Stellen), das Quincke-Ödem (Schwellungen auf der Haut wie von einem Insektenstich), Durchblutungsprobleme der Netzhaut und andere.

Hilfe bei Krampfadern

Manche Fehlentwicklungen lassen sich kaum rückgängig machen. Krampfadern kann man durch die Stärkung der Gefäße – und natürlich durch regelmäßige Bewegung – verhindern. Sind sie bereits entstanden, hilft allerdings oft nur noch eine operative Entfernung. Jedoch kenne ich Fälle, bei denen bereits vereinbarte Operationen abgesagt werden konnten, nachdem die Betroffenen über einige Monate OPC hoch dosiert eingenommen hatten. Zwar bleiben die Venen zerstört, aber die damit verbundenen Schwellungen und Entzündungen gehen durch OPC deutlich zurück.

Die präventive regelmäßige Einnahme von OPC kann auch bei schwachem Bindegewebe die Venen langfristig gesund erhalten und damit zu einem funktionierenden Blutkreislauf beitragen.

Aus der Praxis: Beispiele zur Venen- bzw. Wundheilung
Im Bereich des Gefäßschutzes gibt es viele Fallbeispiele. Bei den folgenden stand das Problem in direktem Zusammenhang zum Blutkreislauf.

*

Nach einer Sportverletzung wurde eine junge Frau von ca. 45 kg am Knie operiert. Dabei wurde eine abgebundene Vene zerstört. Die Frau nahm täglich 100 mg OPC ein und konnte dadurch das Problem völlig beseitigen.

*

Ein 45-jähriger Mann litt jahrelang unter einem offenen Bein, das sich trotz vielfältiger Behandlungsarten nicht schließen wollte. Dann nahm er OPC ein, zusammen mit anderen Vitalstoffen wie Vitamin C, und erlebte zunächst eine Erstverschlimmerung: Das Bein eiterte. Danach aber begann sich die Wunde zu schließen. Die ursprüngliche Tagesdosis von 400 mg reduzierte er allmählich auf 200 mg. Auch wenn die Wunde geschlossen war, kam es aber immer wieder zu Öffnungen an den Stellen, wo seine starken Krampfadern einen Stoß erhielten. Der Mann ließ sich daraufhin die Krampfadern operativ entfernen. Nach der OP verdoppelte er die Dosis und beschleunigte damit den Heilungsprozess. Das Bein wurde wieder völlig gesund, und er konnte seine Tagesdosis auf 200 mg reduzieren.
Offene Wunden, die sich nicht schließen, sind übrigens häufig auch ein Problem von Diabetikern.

Gefäßschutz kann bei Diabetes lebenswichtig sein

Hohe Blutfettwerte sind umso gefährlicher, je mehr sie mit anderen Risikofaktoren für Herztod einhergehen. Zu diesen zählt auch eine Diabeteserkrankung, bei der der Gefäßschutz von besonderer Bedeutung ist.

Beim Diabetes mellitus (Blutzuckerkrankheit) produziert die Bauchspeicheldrüse nicht genug Insulin, das für einen ausgeglichenen Blutzuckerspiegel nötig ist. Zu viel Zucker im Blut hat verschiedene schädliche Wirkungen, bis hin zum lebensgefährlichen Schock (hyperglykämischer Schock).

Die großen Zuckermoleküle greifen darüber hinaus die Gefäßwand an und zerstören sie. Dahinter liegendes Gewebe kann nun nicht mehr mit Sauerstoff und Nährstoffe transportierendem Blut versorgt werden. Die Zellen sterben ab, im Extremfall kommt es zum Zusammenbruch des Gefäßsystems, was wiederum Herz- und Hirninfarkte nach sich ziehen kann.

Typische Folgeerkrankungen des Diabetes sind Netzhauterkrankung (diabetische Retinopathie), Degeneration der Nieren und absterbende untere Gliedmaßen (Gangrän). Die Gewebe von Füßen, Knöcheln, unteren Beinen werden nicht ausreichend ernährt, die Zellen sterben ab, offene Wunden entstehen, das Gewebe wird schwarz und faulig, und manchmal bleibt nur noch die Amputation.

Diabetiker neigen zu Atherosklerose. Die geschwächte Gefäßwand begünstigt die Plaquebildung. Die Einnahme von OPC ist für Diabetiker somit unerlässlich. Zwar ersetzt es nicht das Insulin, aber es schützt die Gefäße und wirkt dem Absterben von Zellen entgegen. Dies geschieht aufgrund der Proteinaffinität von OPC: Es heftet sich an Kollagen und Elastin in den Arterien und Kapillaren und schützt die Gefäßwand vor der Zerstörung durch große Zuckermoleküle. Somit wird die Gefäßwand weder zu durchlässig noch brüchig. Der Blutkreislauf bleibt gewährleistet.

Darüber hinaus gibt es Anzeichen, dass der Blutzuckerspiegel durch die regelmäßige Einnahme von OPC leicht gesenkt werden kann, wenn es zusätzlich zu den blutzuckersenkenden Medikamenten eingenommen wird (Liu et al. 2004).

Aus der Praxis

Mir sind Fälle bekannt, in denen Diabetiker unter offenen Beinen litten, die durch keine schulmedizinische Behandlung zu schließen waren, während die Einnahme von OPC – in einem Fall nach zwei Monaten – den Heilungsprozess in Gang setzte und zur Wundschließung führte. (Siehe dazu auch das Fallbeispiel im Kasten des vorigen Abschnitts »OPC unterstützt die Kollagenproduktion«.)

OPC schützt das Endothel auch bei viralen Angriffen

Das Endothel wurde bereits im Abschnitt »Die Bedeutung von gesunden Gefäßen für den Blutkreislauf« vorgestellt. Es handelt sich um die dünne Innenschicht der Gefäßwand, auf die OPC ebenfalls eine günstige Wirkung hat.

In Zeiten von Corona hat dies noch eine ganz eigene Bedeutung. COVID-19 gilt vor allem als Atemwegserkrankung. Es treten aber häufig auch andere Komplikationen auf, die das Herz-Kreislauf-System, also die Gefäße, betreffen.

Hierzu erschien bereits im Mai 2020 ein Artikel von Wissenschaftlern um den Schweizer Kardiologen Professor Frank Ruschitzka in der medizinischen Fachzeitschrift *The Lancet* (Varga et al. 2020). Darin gehen die Wissenschaftler davon aus, dass die Stärkung des Endothels ein wesentlicher Beitrag zum Schutz gegen das Virus sein kann.

Endothelzellen kleiden alle Blutgefäße aus, einschließlich der Blutgefäße in der Lunge. Dringen Fremdkörper wie Viren in die Endothelzellen ein, entwickelt sich eine Endotheliitis. Das Endothel durchzieht alle Gefäße im Körper, sodass seine Entzündung nicht auf die Lunge begrenzt ist, sondern in verschiedenen Organen vorkommen kann. Das Ruschitzka-Team spricht von COVID-19-Endotheliitis als Erklärung für die beschädigte Mikrozirkulation im gesamten Körper mit den bekannten zerstörerischen Wirkungen. Besonders ungünstige Krankheitsverläufe sind bei COVID-Patienten mit Risikofaktoren zu beobachten, die auch die Gefahr eines Herztods erhöhen: Rauchen, Bluthochdruck, Diabetes, Fettleibigkeit und Herz-Kreislauf-Erkrankung.

Eine mit diesen Erkenntnissen übereinstimmende Erklärung liefert der schottische Arzt Dr. Malcolm Kendrick in seinem Blog-Artikel *How does COVID kill people?* Der tödliche Verlauf von COVID-19 sei die Folge von Gerinnselbildung überall im Körper aufgrund von Blutgerinnung. Laut Kendrick gerinnt Blut an vielen verschiedenen Stellen. In der Lunge werden die kleinen Blutgefäße blockiert bzw. beschädigt. Der Luftaustausch wird eingeschränkt, und der Sauerstoffgehalt im Blut sinkt. Dies kann zum Tod durch mangelnde Sauerstoffsättigung führen. Nach dem gleichen Muster werden auch andere Organe beschädigt, wenn kleine Thromben ihre Blutgefäße blockieren. Herzinfarkt, Schlaganfall, Nierenversagen u.a. können die Folge sein. All diesen Entwicklungen liegt ein beschädigtes Endothelsystem zugrunde (Kendrick 2020).

Professor Stefan Schreiber vom Universitätsklinikum Schleswig-Holstein in Kiel, der eine 24-monatige Studie zu den Langzeitfolgen von COVID-19 durchführt, äußert in einem Interview vom 3. August 2020 gegenüber WELT+, dass die Funktionseinschränkungen der inneren Organe bei dieser Krankheit das Gesamtbild einer Endothelkrankheit ergeben. Obduktionen hätten gezeigt, dass viele Endothelzellen als Folge der Infektion absterben, was das Immunsystem zu absolutem Aufruhr, einem Signalsturm, anrege. Die Zellen werden mit riesigen Mengen an Entzündungsstoffen geflutet – man spricht von Zytokinsturm –, was den Alterungsprozess enorm beschleunige und innerhalb von kurzer Zeit aus gesunden Menschen Hypotoniker, Diabetiker und Herzkranke machen könne.

OPC und COVID-19

OPC schützt das Endothel, hilft also sehr wahrscheinlich auch gegen die viralen Angriffe. Es bewahrt das in der Gefäßwand enthaltene Kollagen und Elastin vor Zerstörung, stärkt die Kollagensynthese und wirkt Entzündungen entgegen. Diese aber sind Folgen des viralen Angriffs. Ist die Gefäßwand quasi durch einen OPC-Schild geschützt, trifft das Virus sie zumindest nicht direkt. OPC hält nachweislich die Mikrogefäße gesund und unterstützt deren Funktionen und Homöostase.

OPC verhindert Entzündungen

Eine Entzündung wird durch schädliche Substanzen (Gifte oder Allergene) sowie durch Strahlung oder Verletzung des Gewebes ausgelöst – durch Stauchung, Zerrung, sich wiederholende Überlastungen (etwa beim Tennisarm) u.a. Sie geht mit Symptomen wie Hitze, Rötung, Schmerz und Schwellung einher. So unangenehm diese sein mögen, ist eine Entzündung dennoch eine Schutzreaktion des Körpers.

Zum einen werden die Blutgefäße erweitert und die Kapillardurchlässigkeit erhöht. Das Gewebe rötet sich und wird heiß. Flüssigkeit tritt aus dem Blutstrom in das Gewebe über und verursacht eine schmerzhafte Schwellung. Hervorgerufen werden diese Gefäßreaktionen durch vasoaktive (gefäßwirksame) Mediatoren oder Botenstoffe wie Histamin. Die erhöhte Gefäßdurchlässigkeit ermöglicht es weißen Blutkörperchen (Phagozyten), schnell zu der Entzündungsstelle zu gelangen und eingedrungene Schadstoffe aufzunehmen.

Zum anderen sorgen Gerinnungswirkstoffe dafür, dass der bedrohte Bereich eingegrenzt und Bewegung von Flüssigkeiten »eingefroren« wird. Weder sollen körpereigene Substanzen an dieser Stelle verloren gehen noch weitere Pathogene in den Körper eindringen oder sich in ihm verbreiten.

Im Zusammenhang mit koronarer Herzkrankheit entstehen Gefäßentzündungen weniger durch eingedrungene Schadstoffe als durch Überlastung. Wie im Abschnitt »Warum steigende Cholesterinwerte einen Infarkt auslösen können« in Kapitel 2 dargestellt, wird durch freie Radikale oxidiertes LDL-Cholesterin in der Gefäßwand festgehalten, was zu immer größeren Ablagerungen führt und die Wand entzündet. Denn diese selbst ist das durch die Plaque verletzte Gewebe.

Histamin wird freigesetzt und lässt eine Schwellung entstehen, die ihrerseits eine Entzündungsreaktion in Gang setzt. Sichtbar wird dieser Prozess bei Krampfadern. Gefährlicher aber ist er bei den unsichtbaren Entgleisungen im Blutkreislauf, vor allem, wenn Herz- und Hirngefäße betroffen sind. Auf den Zusammenhang zwischen Atherosklerose und Histamin-Wirkung ist mehrfach hingewiesen worden (ausführlich dargestellt in Schwitters 2017), ebenso auf die antientzündliche Wirkung von OPC.

So verhindert OPC eine Entzündung

Histamin ist vor allem als ein Botenstoff bekannt, der allergische Reaktionen auslöst. Darüber hinaus spielt es im atherosklerotischen Entzündungsprozess eine wichtige Rolle. Unter Einwirkung von freien Radikalen wird Histamin aus einer Bindegewebszelle (Mastzelle) freigesetzt, ebenso wie ein Enzym namens Hyaluronidase. Dieses löst das Bindegewebe auf und stellt eine immense Gefährdung für den Körper dar. Histamin wird dann aktiv und ruft entzündliche und allergische Reaktionen hervor.

Allergien wiederum ziehen eine Reihe von Folgeerkrankungen nach sich: Atherosklerose, Heuschnupfen, Asthma, spastische Bronchitis, Hauterkrankungen, Gelenkerkrankungen und Tumor.

Japanische Biologen konnten 1985 beweisen, dass OPC sich just in dem Moment an noch inaktive Hyaluronidase bindet, wo diese im Begriff ist, aktiviert zu werden, z. B. durch den Angriff von freien Radikalen. OPC setzt sich wie ein Schild an die Stelle, die sonst von freien Radikalen getroffen würde. Dadurch verhindert es die Aktivierung und sorgt dafür, dass Hyaluronidase weiterhin inaktiv bleibt. (Schwitters 2017)

Professor Masquelier bewies die antientzündliche Wirkung von OPC mit einem eindrucksvollen Selbstversuch. Er brachte Tropfen von verdünntem Dithranol auf zwei Stellen seines Unterarms auf. Dithranol ist eine Substanz, die unverzüglich viele freie Radikale hervorruft. Auf der Haut entsteht sofort eine heftige Entzündungsreaktion mit geröteten, schmerzhaften Läsionen und Schwellungen. Anschließend behandelte er eine der beiden Stellen mit einer Creme, die einen OPC-Anteil von 0,5 Prozent enthielt. Die andere Stelle blieb unbehandelt. Die unbehandelte Hautstelle hatte sich nach 48 Stunden stark entzündet, während die mit OPC-Creme behandelte Stelle kaum Entzündungssymptome aufwies. Jahre nach dem Selbsttest zeigte mir Professor Masquelier die Entzündungsstelle auf seinem Unterarm, die unbehandelt geblieben war: Sie war immer noch deutlich zu erkennen.

OPC hilft bei Entzündungen und Allergie

Eine starke entzündungshemmende Wirkung hat OPC auch in anderen Körperbereichen sowie bei allergischen Reaktionen und im Blutkreislauf. Hier hilft es gleich dreifach:

- OPC lässt freie Radikale gar nicht erst entstehen, indem es Sauerstoffmoleküle mit Elektronen versorgt.
- Es beugt der Histaminaktivierung vor.
- Durch Anhaftung an Kollagen und Elastin in den Gefäßen und im Bindegewebe schützt es die Gefäße vor Angriffen sowohl von freien Radikalen als auch von zerstörerischen Enzymen wie Hyaluronidase.

Mir liegen zahlreiche Berichte von Menschen vor, die mit OPC bei ganz unterschiedlichen Beschwerden eine Verbesserung ihres Zustands erlebten (siehe u.a. mein E-Book *Das OPC-Wunderbuch*). Nachfolgend finden Sie einige Beispiele, wie OPC in den Bereichen »Entzündung und Allergie« wirkt.

Erfahrungen mit OPC gegen Entzündung und Allergie

Eine Frau konnte mit der täglichen Einnahme von 200 mg OPC ihre *Sonnenallergie* überwinden. Im Sommerurlaub bzw. bei starker Sonneneinstrahlung verdoppelt sie die OPC-Dosis.

Pollenallergie bzw. *Heuschnupfen* verschwindet durch die regelmäßige Einnahme von OPC in den meisten Fällen. Die Betroffenen nehmen OPC ganzjährig und erhöhen die Dosis während des Pollenflugs.

Es gibt auch Darstellungen, dass Allergiker acht Wochen vor Beginn der jeweiligen Pollensaison mit der Einnahme von OPC beginnen.

*

Bei durch Hausstaubmilben ausgelöstem *Asthma* reduzierte die sechsmonatige Einnahme von morgens und abends je 50 mg OPC bei Teilnehmern einer italienischen Studie (Belcaro et al. 2011) Häufigkeit und Schwere der Asthmaanfälle sowie Schlafprobleme und die benötigten Medikamentendosen.

*

Sogar (auch schulmedizinisch) schwer zu behandelnde Krankheiten wie *Neurodermitis* und *Psoriasis* sprechen auf OPC an. Immer wieder erreichen mich Berichte von Betroffenen, die ihr Leiden so verringern konnten. Diese Berichte werden wissenschaftlich bestätigt. So gab es eine Studie mit Psoriasispatienten, die täglich 3 × 50 mg OPC einnahmen. Der Gehalt an freien Radikalen im Blutplasma wurde nach zwölf Wochen gemessen und lag bei den OPC-Einnehmern deutlich unter dem der Nicht-OPC-Gruppe. Bei der OPC-Gruppe waren die krankhaften Hautbereiche kleiner geworden und schwächer ausgeprägt, die Haut war feuchter, weniger verhärtet und gerötet und schuppte weniger. Die Patienten hatten eine bessere Lebensqualität dank OPC.

*

Eine gute Freundin hatte aufgrund aggressiver Medikamente, die sie regelmäßig einnahm, häufig *Magengeschwüre.* Meist bekam sie diese schnell in den Griff, indem sie ihre OPC-Dosis bis zur Höchstdosis von 500 mg erhöhte. Magengeschwüre entstehen, wenn zu viel von dem entzündungsfördernden Botenstoff Histamin produziert wird. Da OPC die Histaminproduktion bis zu 86 Prozent senkt (Schwitters 2017), verhindert es die Entstehung von Magengeschwüren oder Blutungen bereits vorhandener Geschwüre.
Die Dosierungen reichen von 100 bis 400 mg pro Tag, die die Betroffenen je nach Körpergewicht und Alltagsbelastungen selbst ermitteln.

Die vielen Fallbeispiele zeigen: Wer anfällig ist für Entzündungen, kann sich mit der regelmäßigen Einnahme von OPC schützen. Das gilt für den Schutz vor hohen LDL-Cholesterin- und Blutfettwerten ebenso wie für allergische Reaktionen.

OPC erhöht den kardiovaskulären Index

Der Begriff »kardiovaskulärer Index« bezieht sich auf Faktoren zur Messung der Herz-Kreislauf-Gesundheit, die im Rahmen einer Studie über OPC (Weseler et al. 2011) festgelegt wurden. Ziel der Studie war es, zu überprüfen, wie OPC den Organismus von ansonsten gesunden Rauchern beeinflusste. Die Testpersonen nahmen acht Wochen lang täglich 200 mg OPC ein. Anhand einer Reihe von Parametern wurde ermittelt, dass OPC die Homöostase im Körper optimiert.

Homöostase bezeichnet die Anpassungsfähigkeit an Veränderungen, wie sie im Laufe der Zeit auf den Organismus einwirken, sei es von außen durch wechselnde Temperaturen, Verletzungen oder Ernährungsveränderungen oder von innen durch genetisch programmierte Krankheitsausbrüche. Ein Körper, der sich diesen Veränderungen möglichst flexibel und sensibel anpasst, korrigiert physiologische Prozesse, die sonst vielleicht entgleisen, und erhält so bestmöglich seine Gesundheit und Lebenskraft.

Bestmögliche Herz-Kreislauf-Gesundheit dank OPC

Die Studie zeigt, dass OPC die körperlichen Voraussetzungen der Testpersonen noch weiter verbesserte, indem es die Gesundheit in verschiedenen Bereichen optimierte: Erzielt wurden eine Stärkung der Gefäße, Verringerung von Gesamt- und LDL-Cholesterinspiegel, Verbesserung der Immunabwehr sowie der antientzündlichen Körperreaktionen. Die antioxidative Wirkung von OPC verlangsamt Alterungsprozesse und erhöht die Anpassungsleistung des Körpers an Veränderungen zum Zweck höchstmöglicher Herz-Kreislauf-Gesundheit.

Aus der Praxis

Eine Mittvierzigerin berichtete mir, dass sie vor einigen Jahren unter diversen Gesundheitsproblemen gelitten hatte, vor allem unter Immunschwäche, Depression, Erschöpfungszuständen und häufigen Infekten. Gegen ihren genetisch bedingten hohen Cholesterinspiegel von 400 mg/dl nahm sie ein cholesterinsenkendes Mittel ein. Sie empfand ihr damaliges Leben als weit von der Normalität entfernt und freudlos.

Nach regelmäßiger OPC-Einnahme änderte sich das. Es traten im Verlauf eines Jahres eine allgemeine Erholung und Vitalisierung ein. Ihre Cholesterinwerte fielen auf 250 mg/dl, und die Frau konnte die Statine absetzen.

Fazit: Doppelte Wirkung durch OPC – Gesunderhaltung und Wiederherstellung

Fassen wir zusammen: Kaum ein anderes Mittel ist wie OPC in der Lage, Gesundheit zu erhalten und Krankheit rückgängig zu machen, und zwar in allen Bereichen des Körpers und ohne schädliche Nebenwirkungen. Ganz im Gegenteil: Wer aus einem bestimmten Grund OPC einnimmt, etwa wegen Hautproblemen oder Zahnfleischbluten, erlebt die wohltuende Wirkung von OPC auch in anderen Körperbereichen. Manchmal bemerkt man sie zunächst längere Zeit nicht. Manchmal werden ein Bluthochdruck oder zu hohe Cholesterinwerte gesenkt, ohne dass man gleich versteht, dass die OPC-Einnahme dahintersteckt. OPC wirkt im Hintergrund, hält unsere Strukturen gesund oder trägt zu einer allmählichen Reparatur bei. Mit OPC schenken wir dem Körper eine Möglichkeit, sich auf jeweils neue Situationen bestmöglich einzustellen und seine Homöostase zu unterstützen (siehe den vorigen Abschnitt »OPC erhöht den kardiovaskulären Index«).

OPC wirkt sowohl vorbeugend als auch korrigierend bei vielerlei Beschwerden im gesamten Körper. Bezogen auf Cholesterin und den Blutkreislauf bedeutet dies, dass OPC einen ausgeglichenen und gesunden Cholesterin-Haushalt *erhalten* und zudem eine entgleiste Cholesterin-Balance effektiv und nachhaltig *wiederherstellen* kann.

Mit OPC kann man eine gesunde Cholesterin-Balance erhalten: Die starke *antioxidative Wirkung* sorgt dafür, dass nicht zu viele freie Radikale entstehen und somit LDL-Cholesterin nicht oxidiert. Der Cholesterinkreislauf funktioniert. LDL transportiert frisches Cholesterin von der Leber hin zu den Zellen, und HDL bringt verbrauchtes Cholesterin zurück zur Leber, wo es ausgeschieden wird.

Dank seiner *Proteinaffinität* heftet sich OPC an Kollagen in den Arterien und Kapillaren. Durch diesen Schutz bleiben die Gefäße funktionsfähig. Sie können das von LDL herantransportierte Cholesterin aufnehmen und an HDL wieder abgeben.

Da LDL-Cholesterin unter OPC-Einwirkung nicht oxidiert, entwickelt sich auch keine Plaque. Der gesamte Prozess einer Atherosklerose, die im Extremfall im tödlichen Infarkt endet, wird von vornherein vermieden. Er findet einfach nicht statt.

Mit OPC kann man nachhaltig eine gestörte Cholesterin-Balance wiederherstellen: Auch wenn die Cholesterin-Balance bereits gestört ist und Ablagerungen sich in der Gefäßwand gebildet haben, entwickelt diese Plaque sich dank OPC allmählich zurück (siehe Abschnitt »OPC kann Plaques sogar rückgängig machen«). Wie dies im Einzelnen funktioniert, ist noch nicht erforscht, aber dass es funktioniert, ist durch Studienergebnisse belegt.

Ein weiterer wichtiger Aspekt ist in diesem Fall die gerinnungshemmende Wirkung von OPC. Hat sich nämlich erst einmal eine Atherosklerose entwickelt, sind die Gefäße wegen der Ablagerungen an manchen Stellen verengt und das Blut fließt mit höherem Druck daran vorbei. Wegen der Thrombosegefahr sollte das Blut möglichst dünnflüssig sein.

Auch in dieser Hinsicht erfüllt OPC eine wichtige Aufgabe. Einerseits hemmt es die Verklumpung der Blutplättchen und wirkt so der Thrombose entgegen. Andererseits stärkt es die Widerstandskraft der Kapillaren, sodass das Blut auch unter verstärktem Druck nicht durch die Zellwand in umliegendes Gewebe gepresst wird.

OPC reguliert Cholesterinspiegel im Zusammenhang mit Oxidation

An dieser Stelle sei noch einmal ausdrücklich darauf hingewiesen, dass die beschriebene cholesterinsenkende Wirkung von OPC nur dort auftritt, wo die Oxidation von LDL-Cholesterin der Grund für zu hohe Cholesterinwerte ist, was zumeist der Fall ist. Genetisch bedingte hohe Cholesterinwerte lassen sich durch OPC nicht in der beschriebenen Weise senken. Doch selbst dann tut die Einnahme von OPC den Gefäßen und dem gesamten Organismus gut. Und es macht in jedem Fall Sinn, OPC einige Wochen einzunehmen, um zu sehen, ob und in welcher Form es den Cholesterinspiegel verändert.

Die richtige Dosierung

Laut diverser Studien trägt eine regelmäßige Tagesdosis von 1–4 mg OPC pro Kilo Körpergewicht zur *Senkung des LDL-Cholesterins* bei. Zur *Erhaltung der Herzgesundheit* werden Dosierungen von 1–2 mg pro Kilo angegeben.

Dosierung individuell anpassen

Zur *allgemeinen Gesunderhaltung* sieht das US-Patent von 1987 für einen gesunden Menschen eine Tagesdosis von 1–2 mg OPC pro Kilo Körpergewicht vor. Bei einem Gewicht von 50 kg würde beispielsweise eine Tagesdosis von 50–100 mg ausreichen. Die Erhaltungsdosis kann man individuell ermitteln. Sie richtet sich nach den Lebensbedingungen. Wer etwa raucht, sich viel in der Sonne aufhält, Alkohol trinkt, Medikamente nimmt, Stress hat oder auch Leistungssport treibt, braucht im Allgemeinen etwas größere Mengen eines Antioxidans als Menschen mit extrem gesunder und entspannter Lebensweise, deren Körper relativ weniger freie Radikale produziert.

Wer krank ist, braucht wahrscheinlich (vorübergehend) eine höhere Dosis zur Behandlung bzw. Unterstützung des Körpers. Klinisch bewährt haben sich Dosierungen von 100–500 mg OPC (Dosierungen bei unterschiedlichen Krankheiten finden Sie in meinem Buch *Frauen leben länger mit OPC*).

500 mg können als Tageshöchstdosis betrachtet werden. Ihre Überschreitung ist zwar nicht schädlich, hat aber auch keine weitergehende Wirkung.

OPC gelangt schnell in alle Körperbereiche und hat seine höchste Wirkkraft bereits 45 Minuten nach Einnahme erreicht. Wer OPC in höherer Dosierung einnimmt, kann die Einzeldosen über den Tag verteilen. Wegen der Proteinaffinität macht es Sinn, einen Abstand von ungefähr einer halben Stunde zu einer Mahlzeit einzuhalten. Sinnvoll ist auch die gleichzeitige Einnahme von Vitamin C, da diese beiden Substanzen Synergien bilden.

Was Sie sonst noch über OPC wissen sollten

Chemische und biologische Einordnung von OPC

OPC ist die Abkürzung für »oligomere Procyanidine«. Es handelt sich um sekundäre Pflanzenstoffe, sogenannte Polyphenole, zu denen viele verschiedene Substanzgruppen wie die Flavonoide gezählt werden. Genau genommen ordnen sich die OPC-Moleküle bei den *Flavanolen* ein. OPC ist zu *100 Prozent bioverfügbar:* Jedes einzelne

OPC-Molekül gelangt auf dem Weg durch den Körper durch die Magen- oder Darmwand in die Blutbahn und wird von dort aus zu allen Körperzellen gebracht.

Oligomere Procyanidine sind unterschiedlich große stabile Verbindungen von zwei, drei, vier, selten auch fünf Katechinen bzw. Flavan-3-ol-Molekülen. Sind zwei dieser Elemente miteinander verbunden, heißen sie Dimer, drei sind ein Trimer. Diese sind physiologisch wirkungsvoller als größere Verbindungen. OPC besteht immer aus unterschiedlich großen Molekülen.

OPC oder OPCs?

Da die OPC-Moleküle als Gruppe aus unterschiedlich großen Molekülen zusammenwirken, ist OPC eigentlich ein Pluralbegriff, weswegen z.B. die englische Bezeichnung »OPCs« lautet. Der deutsche Plural mit dem End-e – Procyanidine – lässt sich durch OPCs nicht – zumindest nicht grammatisch korrekt – wiedergeben. Daher habe ich seinerzeit, als ich das Thema Ende der Neunzigerjahre im deutschsprachigen Raum bekannt machte, beschlossen, OPC als *Substanzgruppe* im Singular zu behandeln: Nicht »OPCs sind gesund«, sondern »OPC ist gesund«.

Worin ist OPC enthalten?

OPC ist in fast allen Pflanzen enthalten, denn es erfüllt dort die Aufgabe des Oxidationsschutzes. Überall, wo Öle vor Oxidation geschützt werden müssen, findet man OPC in konzentrierter Form.

Ein Beispiel ist der Traubenkern. Stellen Sie sich diesen im Querschnitt vor: In der Mitte befindet sich Traubenkernöl, das im Übrigen als köstliches Speiseöl verwendet wird. Dieses Öl ist umgeben von einer Membran, die von einer großen OPC-Menge geschützt wird. Das OPC hat die Aufgabe, keinen Sauerstoff an das hochempfindliche Traubenkernöl heranzulassen. Dieses enthält immerhin ungefähr 70 Prozent mehrfach ungesättigte Fettsäuren und ist für Oxidation extrem anfällig, muss also von einer Armada an starken Antioxidanzien geschützt werden. Ohne diesen Schutz würde das Öl im Inneren des Traubenkerns schnell ranzig werden und wäre somit unbrauchbar.

Warum muss dieser Fall so unbedingt verhindert werden? Der Traubenkern ist der Keim der neuen Pflanze. Wäre er leicht zerstörbar, wäre die Zukunft der Art in Gefahr, und das wird durch die Anwesenheit von einem so starken Antioxidans wie OPC verhindert. Kluge Natur!

Beispiele für den OPC-Gehalt in Nahrungsmitteln

Laut der im Januar 2019 veröffentlichten Liste der USDA enthalten die nachfolgend aufgeführten Lebensmittel folgende OPC-Mengen (mg pro 100 g essbarer Teile). Bei diesen beispielhaft ausgewählten Lebensmitteln wurden hier die besonders wirkungsvollen Dimere und Trimere zusammengezählt:

- Äpfel, Gala (mit Schale): 15,79
- Apfelsaft, ungesüßt: 7,10
- Bananen: 0,8

- Bier: 0,98
- Erdbeeren: 10,81
- Kakaobohnen: 1616,99*
- Kirschen, süß: 6,16
- Möhren, roh: 0
- Rotwein (Merlot, Tafelwein): 17,8
- Traubenkerne: 400,55
- Waldheidelbeeren: 15,13
- Zimt, gemahlen: 1508,49

OPC entwickelt sich nur in voll ausgereiften Früchten

OPC ist vor allem in reifen Früchten enthalten. Da die meisten Früchte heutzutage aber vor der Reife geerntet werden und auf langen Transportwegen künstlich »nachreifen«, enthalten sie kaum OPC. Dieser Mangel wird ausgeglichen, wenn man, wie viele Franzosen, zur Mahlzeit ein kleines Glas Rotwein trinkt, oder durch die tägliche Nahrungsergänzung mit OPC.

Achtung: Rotwein enthält Alkohol, und der ist giftig, denn er produziert freie Radikale. Das OPC im Rotwein kann diese Giftwirkung neutralisieren, aber nur, wenn er in geringer Menge getrunken wird, etwa ein kleines Glas hochwertigen Wein beim Essen.

Warum ist ausgerechnet in Rotwein so viel OPC enthalten?

Der hohe OPC-Gehalt im Rotwein erklärt sich durch das Herstellungsverfahren. Bei der Weinherstellung werden die (roten) Trauben gepresst. Das OPC aus den Schalen

* Allerdings ist wegen der Fermentierung in normaler Schokolade nur noch wenig OPC enthalten.

und Kernen der Weintrauben geht allmählich in die Flüssigkeit über.

Während bei der Weißweinherstellung diese Flüssigkeit direkt nach der Pressung aufgefangen und fermentiert wird, bleibt bei der traditionellen Rotweinherstellung die Maische (das Traubenpressgut) etwa zwei bis drei Wochen in der Flüssigkeit liegen. Erst danach werden die gepressten Trauben entfernt. In dieser Zeit können viele OPC-Moleküle in die Flüssigkeit übergehen und sie anreichern. Rotwein enthält bis zu fünfzigmal mehr OPC als Weißwein.

Hat OPC Nebenwirkungen?

Vielfältige Tests verschiedener Institute haben ergeben, dass OPC auch in hoher Langzeitdosierung nicht toxisch (giftig), nicht mutagen (die Erbanlagen verändernd) und nicht karzinogen (krebserregend) ist. Bei Menschen, deren Zellen stark mit Schadstoffen belastet sind, kann es zu Beginn der OPC-Einnahme zu einer *Erstverschlimmerung* kommen. Diese erklärt sich dadurch, dass OPC die Wirkung von Vitamin C verzehnfacht. In höherer Dosierung aktiviert Vitamin C seinerseits die Zellen dazu, Gifte auszuscheiden. So kann die Einnahme von OPC indirekt den Anstoß zu einer solchen Entgiftungsreaktion geben. Die Giftstoffe werden über die Lymphe abtransportiert, was einige Tage dauert.

Je nach Grad der Belastung fühlt sich diese Mobilisierung nicht gut an und kann vorübergehend zu einer Haut- oder Durchfallreaktion oder leichtem Fieber führen.

Diese Symptome geben Hinweise darauf, dass der Körper OPC zu seiner Entgiftung braucht. Sobald die Giftstoffe beseitigt sind, fühlt man sich besonders gut. Deshalb ist die Erstverschlimmerung nicht besorgniserregend. Bei heftigen Reaktionen kann man OPC etwas zurückdosieren, sollte es aber möglichst nicht absetzen.

Gibt es Kontraindikationen?

OPC sollte man bei Vitamin-C-Unverträglichkeit nicht einnehmen, denn es verstärkt dessen Wirkung. Die Unverträglichkeit eines lebensnotwendigen Vitamins kommt sehr selten vor, z.B. bei *Leukämie.* Bei dieser Krankheit entstehen zu viele weiße Blutkörperchen (Leukozyten), für deren Bildung Vitamin C erforderlich ist. Somit ist die Einnahme von Vitamin C – und indirekt die Einnahme von OPC – bei Leukämie problematisch.

Bei der *Krebsbehandlung* mit Chemo- oder Strahlentherapie wird die Einnahme von Antioxidanzien, von denen OPC ein besonders starkes ist, kontrovers diskutiert. Diese Behandlungen wirken *pro*oxidativ und können durch die Einnahme eines *Anti*oxidans geschwächt werden. Allerdings gibt es auch die gegenteilige Argumentation von behandelnden Ärzten, dass die starken Nebenwirkungen der Antikrebstherapie durch Antioxidanzien abgemildert werden. Dieser Punkt sollte also im Fall einer Krebsbehandlung ausführlich mit den behandelnden Ärzten diskutiert werden. Spätestens nach Abschluss der Krebsbehandlung hilft die Einnahme von OPC, den geschwächten Körper zu entgiften und zu stärken.

Wenn Sie bereits Medikamente nehmen

Wenn Sie Medikamente zur Cholesterinsenkung, gegen Bluthochdruck oder andere Beschwerden einnehmen, können Sie gleichwohl mit der OPC-Einnahme beginnen. Sie sollten Ihre Medikamente nicht absetzen, aber Ihre relevanten Werte beobachten bzw. ärztlich kontrollieren lassen. Meist stellt sich im Laufe der Zeit heraus, dass die bisherigen Medikamente reduziert oder gar abgesetzt werden können. Diese Entscheidung sollten die behandelnden Ärzte fällen.

Qualität von Produkten

In den meisten Ländern, auch in Deutschland, wird OPC nicht als Medikament, sondern als Nahrungsergänzungsmittel gehandelt. Davon gibt es zahlreiche, und dank der sich verbreitenden Erfolgsnachrichten kommen regelmäßig neue Produkte hinzu.

Professor Masquelier hatte die Qualität des von ihm nach einem eigenen Herstellungspatent produzierten OPC-Produkts »authentifiziert«. Die Verwendung dieser hochwertigen Substanz ist daran zu erkennen, dass Professor Masqueliers Name, seine Unterschrift und auch sein Abbild auf der Verpackung bzw. in der Packungsbeilage verwendet werden.

Mittlerweile ist das Patent abgelaufen, und jeder hat das Recht, nach dieser Formel ein hochwertiges Produkt herzustellen. Wenn Sie OPC kaufen, achten Sie auf eindeutige Angaben zum Gehalt von OPC – oligomeren

Pro(antho)cyanidinen – in Milligramm (mg). Angaben über den Gehalt von »Traubenkernextrakt«, »Pinienrindenextrakt« oder »Kiefernrindenextrakt« sind nicht aussagekräftig, da sie keine Informationen über den Gehalt an reinem OPC – und schon gar nicht über die Zusammensetzung der Flavan-3-ol-Moleküle (z.B. Anteil von Dimeren und Trimeren) – enthalten.

Wenn Sie sich nicht sicher sind, können Sie zumindest selbst eine Wirkung feststellen, wenn Sie ein bis zwei Tage nach der Einnahme Ihre Haut beobachten. In der Regel wird sie weicher und glatter – und das Schöne daran ist, dass der Zustand der Haut den inneren Zustand widerspiegelt. Denn genauso wie die Haut werden auch die inneren Organe glatter. Die Haut ist das einzige große Organ, das wir auch äußerlich betrachten können. Bei diesem Selbsttest dürfen Sie übrigens ruhig verschiedene Dosierungen ausprobieren.

4 Blutfett- und Cholesterinwerte natürlich reduzieren mit einem cholesterinoptimierenden Lebensstil

Für ein gesundes Herz-Kreislauf-System ist der Cholesterinspiegel nur einer von mehreren Faktoren. Dazu gehören außerdem gesunde Blutgefäße, die frei von Ablagerungen und Entzündungen sind, ein gesunder Blutdruck, ein gesunder Blutzuckerspiegel, ein gesunder Blutfettspiegel (Triglyceride) sowie ein ungehinderter Blutfluss.

In diesem Kapitel stelle ich Ihnen ganzheitliche Maßnahmen zur Senkung von LDL-Cholesterin vor, die den Vorteil haben, zugleich günstig auf die anderen Faktoren einzuwirken.

OPC optimiert das Herz-Kreislauf-System in allen Bereichen

OPC ist das beste Geschenk für die Herz-Kreislauf-Gesundheit, das die Natur uns überhaupt machen konnte. Es erfüllt alle oben genannten Bedingungen, die für langfristige Gesundheit erforderlich sind. Unter den pflanzlichen Antioxidanzien ist OPC dasjenige, das am stärksten wirkt, in alle Körpergewebe gelangt, Gefäße schützt und nachweislich die oben erwähnten Blutwerte harmonisiert und verbessert. Die regelmäßige Einnahme von OPC sei hier an erster Stelle genannt, wenn es um natürliche Optimierung der Cholesterin- und Blutfettwerte geht, mit dem Ziel, freie Radikale zu entschärfen, Herz und Kreislauf zu schützen und den Infarkt zu vermeiden.

Rundumschutz gegen Infarkt

OPC garantiert einen starken Antioxidationsschutz in allen Körperbereichen und sorgt insbesondere für einen gesunden

- Blutdruck,
- Blutzuckerspiegel,
- Blutfettspiegel (Triglyceride),
- Cholesterinspiegel und einen
- ungehinderten Blutfluss in gesunden Gefäßen.

Darüber hinaus hält OPC dank seiner kollagenschützenden Wirkung alle Blut- und Lymphgefäße sowie die Kapillaren und deren Endothel intakt und verhindert, dass Angriffe von freien Radikalen und bestimmten Enzymen sie zerstören.

Die regelmäßige Einnahme von OPC ist also eine wichtige Maßnahme zur Senkung von zu hohen Blutfettwerten und zur Verhinderung von Infarkt. Doch Herzinfarktkandidaten leiden meist an mehreren Problemen, neben hohen Blutfett- und Cholesterinwerten mit erhöhtem Blutdruck auch an Diabetes, Übergewicht und hohen Entzündungswerten. Diese Faktoren zusammen bilden das metabolische Syndrom (siehe Abschnitt »Weitere Ursachen und Risikofaktoren für Hypercholesterinämie (erhöhten Cholesterinspiegel)«, Kapitel 2) – und das lässt sich nicht einfach durch die Einnahme von Tabletten rückgängig machen.

Der Kampf gegen das metabolische Syndrom erfordert Änderungen des Lebensstils. Denn in der Regel hat es sich aufgrund von schlechten Gewohnheiten entwickelt, zu denen Rauchen, Bewegungsmangel sowie eine fett- und zuckerreiche Ernährung ohne ausreichende Mikronährstoffe gehören. An diesen Stellschrauben muss gedreht werden, damit Gesundheit ein realistisches Ziel wird. OPC ist dabei eine große Hilfe, aber wenn Sie ein ernstes Problem mit Cholesterin und Blutfetten oder einem anderen der Risikofaktoren haben, werden Sie nicht umhinkommen, einige Gewohnheiten zu ändern.

Wie wir unsere Blutfettwerte mit der Ernährung beeinflussen können

Ernährungsratgeber gibt es genügend, und die grundsätzlichen Empfehlungen sind allgemein bekannt. Sich gesund ernähren heißt, naturbelassene, möglichst biologisch angebaute Lebensmittel zu verwenden, vor allem Obst und Gemüse, weniger Fleisch, mehr Fisch, Nüsse, Samen, hochwertige Pflanzenöle und Kräuter.

Einzuschränken sind auf der anderen Seite verarbeitete – »Convenience-« – Fertigprodukte, Zucker, Weißmehl, zu viele falsche Fette, insbesondere Transfette.

In diesem Kapitel möchte ich auf einige besondere Lebensmittel bzw. ihre Inhaltsstoffe hinweisen, die zur Senkung des Cholesterinspiegels nachweislich beitragen.

Ballaststoffe

Ballaststoffe sind alle faserigen Bestandteile pflanzlicher Nahrung, die von den körpereigenen Enzymen des Verdauungsapparates nicht verwertet, aber anderweitig benötigt werden. Für die Entsorgung von Cholesterin sind vor allem lösliche Ballaststoffe wie Pektine oder Betaglucane von Bedeutung. Wenn gleichzeitig Wasser in den Darm aufgenommen wird, vergrößert sich die Stuhlmenge, wodurch Schadstoffe leichter aus dem Darm entfernt werden. Die Ballaststoffe stärken das Immunsystem, indem sie die gesunden Darmbakterien ernähren.

Ballaststoffe binden Cholesterin

Ballaststoffe unterbrechen den Kreislauf zwischen Leber und Darm (enterohepatischer Kreislauf). Mit den Gallensäften gelangt Cholesterin in den Darm, das normalerweise von der Darmschleimhaut aufgenommen und wieder zur Leber zurückgeführt wird. Sind Ballaststoffe im Darm vorhanden, binden sie überschüssiges Cholesterin und Gallensäuren und ziehen sie mit auf dem Weg zur Ausscheidung. Der Abtransport von Gallensäuren regt die Leber an, neue Gallensäuren zu produzieren. Da diese aus Cholesterin gebildet werden, sinkt der Cholesterinspiegel im Blut.

Außerdem kann man mit Ballaststoffen das Gewicht reduzieren und einer Reihe von Erkrankungen und Funktionsstörungen vorbeugen wie Verstopfung, Dickdarmkrebs, Gallensteinen, Arteriosklerose und Diabetes mellitus.

Empfehlenswert ist die Zufuhr von mindestens 30g pro Tag für einen erwachsenen Menschen.

Eine Scheibe Vollkornbrot enthält so viele Ballaststoffe wie 10 bis 15 Scheiben Weißbrot.

Ballaststoffreich sind Vollkornprodukte, Obst, Gemüse und Hülsenfrüchte. Hierzu zählen Linsen, Bohnen, Erbsen und Kichererbsen. Sie enthalten zusätzlich Saponine, die das Cholesterin im Darm binden und die Blutwerte senken.

Zu den Lebensmitteln, die aufgrund ihres Gehalts an Ballaststoffen Cholesterin in besonderer Weise binden, gehören Hafer und Äpfel.

Hafer

Mit einem regelmäßigen Haferbreifrühstück kann man bereits nach einigen Wochen eine Cholesterinsenkung erreichen. Diese Wirkung geht auf den hohen Gehalt an Betaglucanen zurück.

Hafer ist zudem reich an B-Vitaminen und den Spurenelementen Mangan, Eisen und Kupfer. Mit Wasser oder fettarmer Milch gekocht, ist Hafer annähernd frei von Fett und Zucker. Dank der aufquellenden Ballaststoffe im Darm stellt sich schnell ein Sättigungsgefühl ein.

Laut einer 2015 veröffentlichten Studie der Harvard-Universität mit 117000 Menschen erwies sich, dass der regelmäßige Verzehr von Vollkornprodukten wie Haferbrei nicht nur vor Diabetes und Herz- und Gefäßkrankheiten schützt, sondern auch die Sterblichkeit um bis zu 15 Prozent senken kann.

Für die Zubereitung eines Haferfrühstücks sollte man statt Fertigprodukten möglichst ursprünglich belassene Haferflocken sowie Haferkleie verwenden und diese langsam köcheln lassen. Will man den Brei süßen, ist der Ersatz von Zucker durch Honig oder Obst empfehlenswert.

Äpfel

Das in Äpfeln enthaltene Pektin schützt die Herz- und Darmfunktionen: Es senkt den Cholesterinspiegel und beugt dadurch Arteriosklerose und Herzinfarkt vor. Täglich zwei bis drei Äpfel sind in diesem Zusammenhang bereits sehr wirkungsvoll. Zudem entgiftet Pektin den Darm, weswegen es bei schweren Durchfällen therapeutisch eingenommen wird.

Avocados

Laut einer 2015 in der Fachzeitschrift *Journal of the American Heart Association* veröffentlichten Studie (Kris-Etherton et al.) mit 45 Übergewichtigen wirkt sich eine Avocado pro Tag dank ihres hohen Gehalts an Ölsäure günstig auf den Cholesterinspiegel aus. Innerhalb von fünf Wochen sank bei der Avocado-Diät das LDL-Cholesterin um 13 mg/dl und übertraf damit die cholesterinsenkende Wirkung einer Olivenöl-Diät (8,3 mg/dl). Zudem stiegen die Werte des »guten« HDL-Cholesterins.

Kurkuma

Diese seit Jahrtausenden in der ayurvedischen Küche verwendete Wurzel (Gelbwurz) hat vielfältige Heilwirkungen. Die regelmäßige Verwendung im Alltag dient der allgemeinen Gesunderhaltung.

Mehrere klinische Studien berichten über positive Wirkungen von Curcuminoiden, den wirksamen Inhaltsstoffen in Kurkuma, auf die LDL- und Triglyceridspiegel im Blut. Diese sanken signifikant ab und verringerten damit das Risiko für die Entstehung von Atherosklerose und des metabolischen Syndroms. Allerdings ist die Bioverfügbarkeit von Curcumin in Kurkuma gering. Um die beschriebene gesundheitliche Wirkung zu erreichen, muss Kurkuma mit schwarzem Pfeffer kombiniert werden. Dessen Inhaltsstoff Piperin erhöht die Bioverfügbarkeit um ein Vielfaches.

Tipps für die Küchenpraxis

Zusammen mit schwarzem Pfeffer kann Kurkuma als Alltagsgewürz in vielen Gerichten verwendet werden, als Wurzel oder als Pulver: in Eintöpfen, Reisgerichten, Suppen und Gemüse.

Beim Schälen und Zerkleinern der Wurzel helfen Küchenhandschuhe gegen die intensive Gelbfärbung der Hände.

Artischockenextrakt

Artischocken schmecken nicht nur köstlich, sondern unterstützen auch Galle und Leber bei ihren Aufgaben.

Der Extrakt aus Artischockenblättern hat eine noch sehr viel intensivere Wirkung: Innerhalb von sechs Wochen ließ sich laut einer Studie (Rondanelli et al. 2012) durch regelmäßige Einnahme von Artischockenextrakt LDL-Cholesterin um 18 Prozent senken und HDL leicht erhöhen. Cholesterin wurde vermehrt ausgeschieden und zugleich in der Leber weniger davon gebildet.

Diese Anregung von Gallenfluss, Leberregeneration und erhöhter Ausleitung von Giftstoffen, Cholesterin und Fett verstärkt den Stoffwechsel insgesamt. Die Artischocke wirkt sich günstig auf den Blutzuckerspiegel aus und beugt Übergewicht vor.

Chili

Die in Chilischoten enthaltenen Substanzen Capsaicin und Capsinoide regen die Fettverbrennung an.

Bei Übergewichtigen, die in einem Test zwölf Wochen lang täglich 6 Kapseln mit je 1 mg Capsinoiden (3 Kapseln vor dem Frühstück, 3 Kapseln vor dem Abendessen) erhielten, konnte man eine gesteigerte Fettverbrennung mit Abnahme des Bauchfetts beobachten, nicht jedoch in der Placebo-Kontrollgruppe (Hamza El Hadi et al. 2019).

Auch der regelmäßige Einsatz von Chilischoten in der Küche kann das braune Fettgewebe aktivieren, wodurch gleichfalls Gewicht reduziert wird (siehe Abschnitt »Abnehmen«).

Tomaten

In den letzten Jahren wurden mehrere Studien zu den gesundheitlichen Wirkungen von Tomaten bzw. Tomatensaft durchgeführt. Dabei stellte sich heraus, dass ihr Farbstoff Lycopin einen beachtlichen Herz-Kreislauf-Schutz ausübt. Bereits die tägliche Einnahme von 7 mg Lycopin verbesserte bei Herz-Kreislauf-Patienten die endotheliale Dysfunktion, die durch angegriffene Gefäße entstanden war (Gajendragadkar et al. 2014).

Zudem verhindert ein hoher Gehalt an Lycopin im Körper die Bildung von Plaques und Gerinnseln und damit auch Herzinfarkt. Laut einer griechischen Studie wirkte sich der Konsum von täglich zwei Portionen Tomatensaft, über einen Zeitraum von zwei Monaten eingenommen, günstig auf Entzündungswerte, Insulinresistenz, Cholesterinwerte und Gefäßstörungen bei Menschen mit metabolischem Syndrom aus.

Eine finnische Langzeitstudie mit über tausend Männern ergab, dass diejenigen mit dem höchsten Konsum von Lycopin ein über die Hälfte geringeres Schlaganfallrisiko hatten. Eine israelische Studie zeigte, dass der tägliche Verzehr von 300 g Tomaten den (»guten«) HDL-Cholesterinspiegel um über 15 Prozent erhöhte.

Lycopin wird vom Körper besonders gut aus verarbeiteten, erhitzten Tomaten aufgenommen, von Tomatenmark und Tomatensaft.

Zwiebeln, Knoblauch und Lauch

Die cholesterinsenkende Wirkung von Tomaten bzw. ihrem Inhaltsstoff Lycopin kann durch Zwiebeln, Knoblauch und/oder Lauch noch verstärkt werden. Die Kombination schmeckt nicht nur gut, diese Grundgemüsesorten aus der Gattung der Lauchgewächse haben auch ihren festen Platz in der weltweiten Naturmedizin.

Neben vielen Vitaminen und Mineralstoffen liefern sie sekundäre Pflanzenstoffe wie Allicin, das LDL-Cholesterin aus dem Körper leitet. Besonders der Knoblauch, aber auch Zwiebel und Lauch, sind anerkannte Heilgemüse für den Darm, die Gefäße und das Herz-Kreislauf-System. Nachgewiesen sind die cholesterin- und blutdrucksenkende Wirkung dieser drei Gemüsesorten, die in den täglichen Speiseplan gehören. Der im Knoblauch enthaltene Inhaltsstoff Ajoen senkt den Blutdruck, verhindert die Blutgerinnung und verbessert die Durchblutung der Herzkranzgefäße. In Testreihen zeigte sich, dass er den Cholesterinwert um 10 Prozent senkt.

Soja

Produkte aus Sojabohnen wie Tofu senken den LDL-Cholesterinwert ebenfalls um 10 Prozent, wenn man täglich 25 g Soja zu sich nimmt. Zugleich wird der HDL-Spiegel erhöht, und Triglyceride werden reduziert.

Unterstützende Nährstoffe

Vitamin-B-Komplex

Voraussetzung für die Blutgesundheit und ein gesundes Herz-Kreislauf-System ist die ausreichende Versorgung mit B-Vitaminen, da diese an vielen wichtigen Funktionen beteiligt sind: Blutbildung, Blutdruck, Regulierung des Blutzuckers, Energiegewinnung, Funktion der roten Blutkörperchen und Abbau von Homocystein. Größere Mengen sind in Vollkorn, Weizenkeimen, Leber, Bierhefe, Milch- und Milchprodukten, Eiern, Hülsenfrüchten und vielen Gemüsearten enthalten. Therapeutisch wirksam sind hoch dosierte Präparate. Überdosierungen kommen selten vor, da B-Vitamine wasserlöslich sind und über die Nieren ausgeschieden werden.

Vitamin C

Vitamin C zur Produktion von Gallensalzen

Gemeinsam mit OPC ist Vitamin C zur natürlichen Harmonisierung des Cholesterinspiegels unerlässlich. Es ermöglicht bestimmten Enzymen, LDL-Cholesterin in Gallensalze umzuwandeln, die über den Darm aus dem Körper ausgeschieden werden. Darüber hinaus erhöht Vitamin C den HDL-Anteil und hilft beim Abbau von Ablagerungen an den Gefäßwänden. Diese werden durch Vitamin C in besonderer Weise gestärkt, da es für den Aufbau von Kollagen zuständig ist, einem wichtigen Bestandteil der Gefäßwand.

OPC verzehnfacht die Wirkung von Vitamin C (siehe

Abschnitt »... und zurück zur Leber: HDL«, Kapitel 2). Wer beispielsweise 500 mg Vitamin C täglich einnimmt, kann bei gleichzeitiger Einnahme von OPC eine deutlich stärkere Wirkung hervorrufen.

Vitamin C sollte man am besten über den Tag verteilt oder als Depotkapsel mit verzögerter Abgabe einnehmen. So wird Vitamin C immer in der Menge abgegeben, die der Körper auch verwerten kann. Die Verträglichkeit von Vitamin C – einer Säure (chemischer Name: Ascorbinsäure) – ist individuell verschieden: In größerer Menge eingenommen kann es zu Magenreizung oder Durchfall führen.

Vitamin D

Vitamin D ist eigentlich kein echtes Vitamin, da der Körper es unter Einwirkung von Sonnenlicht selbst herstellen kann. In Nahrungsmitteln ist es eher selten vorhanden.

Das Interesse an der Bedeutung von Vitamin D für die Gesundheit ist in den letzten Jahren stark gewachsen. Selbst im Hinblick auf einen Schutz vor oder bei Corona-Infektion gibt es eine Reihe von interessanten Studien. Dass ein Zusammenhang zwischen Vitamin D und Cholesterinspiegel besteht, hat sich ebenfalls bestätigt.

In einer Studie des *Sunlight Research Forum* (Forum für Sonnenlicht-Forschung) konnte nachgewiesen werden, dass Menschen bei regelmäßigem Aufenthalt in der Sonne höhere Vitamin-D-Werte und zugleich geringere Cholesterinwerte aufwiesen.

In unseren lichtarmen Breiten ist die UV-B-Strahlung der Sonne in den Wintermonaten für eine Vitamin-D-Bildung zu gering, sodass man Vitamin D aus vielerlei Gründen, u.a. zur Erhaltung der Gesundheit von Geist, Herz und Kreislauf, supplementieren sollte, und zwar mit mindestens 1000 IE pro Tag. Am besten lässt man den Vitamin-D-Gehalt im Blut ärztlich untersuchen, um festzustellen, ob ein Mangel besteht.

Vitamin E

Vitamin E ist ebenso wie OPC ein Antioxidans im Kampf gegen freie Radikale – wobei OPC zwischen 40- und 50-mal stärker wirkt. Somit verhindert es ebenfalls die Oxidation von LDL-Cholesterin mit der Folge, dass die Arterienwände glatt, beweglich und frei von Ablagerungen bleiben. Wie OPC beeinflusst auch Vitamin E zusätzlich die Blutgerinnung und wirkt Blutgerinnseln (Thrombose) entgegen, was wiederum vor Herzinfarkt und Schlaganfall schützt.

Coenzym Q_{10}

Coenzym Q_{10} (Ubichinon) ist eine fettlösliche, antioxidativ wirkende Substanz, die der Körper selbst herstellt, allerdings mit zunehmendem Alter immer weniger. Unter anderem stärkt es das Herz, senkt den Blutdruck leicht, hält die Gefäße elastisch und hilft bei der Regulierung des Cholesterinspiegels.

Bei durch Oxidation erhöhtem LDL-Cholesterin sinkt der Q_{10}-Spiegel. Die Einnahme von Statinen hemmt die körpereigene Coenzym-Q_{10}-Produktion. Mit zunehmendem Alter, bei erhöhtem LDL sowie der Einnahme von Cholesterinsenkern sollte man Coenzym Q_{10} supplementieren. Lebensmittel mit einem hohen Gehalt an Coenzym Q_{10} sind pflanzliche Öle, Sojabohnen, Nüsse, insbesondere Walnüsse, Mandeln, grüne Bohnen, Spinat, Kohl, Knoblauch, Leber und Herz.

Die empfohlene Tagesdosis reicht von 30 mg bis zu 200–300 mg zu therapeutischen Zwecken. Es empfiehlt sich ein Bluttest zur Bestimmung des Coenzym-Q_{10}-Gehalts.

Magnesium

Magnesium ist ein Mineralstoff, der als Cofaktor an Hunderten Körperprozessen beteiligt ist, von der Muskelentkrampfung über Leistungssteigerung und Entzündungshemmung bis zur Körperentgiftung.

Für die Herz-Kreislauf-Gesundheit ist Magnesium gleich in mehrfacher Hinsicht unverzichtbar: Es stärkt die Insulinproduktion und verhindert eine Insulinresistenz, wirkt also Diabetes entgegen.

Bei einem hohen Insulinspiegel kann Fett nicht abgebaut werden. Bluthochdruck und ein gestörter Stoffwechsel mit hohem Cholesterin- und Triglyceridspiegel sind die Folge: ein Teufelskreis, der das Risiko für Herz-Kreislauf-Erkrankungen erhöht. Dagegen hat Magnesium eine ganze Reihe von Wirkungen:

Herz und Kreislauf schützende Wirkungen von Magnesium

- Es entspannt die Muskeln, nicht nur in den Beinen, wo es Wadenkrämpfe beseitigt, sondern auch in den Blutgefäßen, wodurch der Blutdruck gesenkt wird.
- Magnesium hält die Gefäße elastisch, denn es regt den Aufbau von Elastin an. Ohne dieses Protein werden Blutgefäße brüchig und anfällig für Entzündungen.
- Magnesium verhindert, dass Calcium und Cholesterin sich verbinden und an der Arterienwand ablagern. Es wirkt dadurch Plaques entgegen und vermag diese sogar zu reduzieren.
- Magnesium wirkt der Bildung von Blutgerinnseln entgegen.
- Magnesium senkt LDL-Cholesterin.

Eine Studie mit 430 Probanden ergab 1990 (Singh et al.), dass eine magnesiumreiche Ernährung nach zwölf Wochen zu einer Senkung von Gesamtcholesterin (10,7 Prozent), LDL-Cholesterin (10,5 Prozent) und Triglyceriden (10,7 Prozent) führte. Bei Testpersonen, die unter starkem Magnesiummangel gelitten hatten, stellte sich zudem ein Anstieg von HDL-Cholesterin um 10,9 Prozent ein.

Als zentraler Baustein von Chlorophyll ist Magnesium in allen grünen Pflanzen enthalten, außerdem in Nüssen und Kernen, Bierhefe, Gemüse, Getreide, Sojabohnen, Milch, Kakao, Vollkorn, Amaranth, Weizenkleie und magnesiumreichen Mineralwässern.

Der tägliche Bedarf an Magnesium liegt bei 100–300 mg, in Verbindung mit Calcium und Vitamin D.

Chrom

Das Spurenelement Chrom hat einen entscheidenden Einfluss auf den Zucker- und Fettstoffwechsel. In Verbindung mit den Aminosäuren Glycin und Glutaminsäure sowie dem B-Vitamin Niacin erhöht es die Insulinwirkung. Es unterstützt die Gewichtsabnahme, indem es vor allem Fette reduziert. In der Folge reduzieren sich auch Triglyceride und LDL-Cholesterin bei gleichzeitiger Erhöhung von HDL. Diabetiker haben oft einen niedrigen Chromspiegel und sollten ihn kontrollieren lassen.

Chrom ist in Vollkornprodukten, Gerste, Brokkoli und Paranüssen enthalten.

Omega-3-Fettsäuren

Die Deutsche Gesellschaft für Ernährung (DGE) geht davon aus, dass die tägliche Einnahme von 1–2 g Omega-3-Fettsäuren ausreichend ist (ausführlich siehe Abschnitt »Exkurs: Fette und Öle«, Kapitel 3). Diese Menge ist ungefähr in 100 g Lachs enthalten. Veganer können sich mit zwei Esslöffeln Leinöl, ins Essen gerührt, entsprechend versorgen. Dadurch werden nachweislich Blutfett-, Entzündungs- und Blutdruckwerte verbessert. Außerdem regen Omega-3-Fettsäuren die Bildung von braunem Fettgewebe an und unterstützen so die Gewichtsreduktion (siehe Abschnitt »Abnehmen«).

Bei der Einnahme von mehrfach ungesättigten Fettsäuren ist darauf zu achten, dass man den Körper gleichzeitig mit Antioxidanzien (am besten OPC) versorgt, damit die empfindlichen Fette nicht oxidieren und den Cholesterinwert ansteigen lassen. Auch sollten sie kühl und dunkel gelagert und möglichst frisch verbraucht werden. Sie eignen sich für Rohkost.

Aminosäuren

Aminosäuren sind Bestandteile von Eiweiß (Proteinen) und spielen bei der Umwandlung von Fett- in Muskelgewebe eine wichtige Rolle. Einige sind essenziell, d.h., der Körper braucht sie, kann sie aber nicht selbst herstellen und ist auf ihre Zufuhr über die Nahrung angewiesen. Hierzu zählen Leucin und Isoleucin, Lysin, Methionin, Phenylalanin, Threonin, Tryptophan und Valin. Andere Aminosäuren sind nicht essenziell und werden vom Körper selbst gebildet; oder sie sind semiessenziell: Der Körper kann sie bei Leber- oder Nierenfunktionsschäden nicht mehr ausreichend herstellen, weshalb sie zugeführt werden müssen, etwa Arginin, Glutamin, Histidin, Taurin, Cystin, Prolin u.a. Einige Aminosäuren wirken sich positiv auf Herz und Kreislauf aus.

Arginin senkt den Cholesterinwert

Studien zufolge senkt Arginin den Cholesterinwert um bis zu 10 Prozent. Es unterstützt die Bildung von Stickstoffmonoxid (NO), das die Gefäße erweitert und somit Bluthochdruck entgegenwirkt (siehe auch Abschnitt »Gefäßschutz durch OPC«, Kapitel 3). Auch trägt es zur Normalisierung von Blutzucker- und Blutfettwerten bei. Arginin hält zudem die Wände der Blutgefäße gesund und wirkt der Verklumpung von Blutplättchen und weißen Blutkörperchen und damit der Thrombosebildung entgegen.

Viel Arginin ist in Mandeln und Walnüssen enthalten, die zudem viele hochwertige ungesättigte Fettsäuren aufweisen und in dieser Kombination für Menschen mit Cholesterinproblemen zur regelmäßigen Kost gehören sollten.

Mit einer Handvoll Mandeln den Cholesterinwert verbessern

Wer zuckerhaltige Snacks durch Mandeln oder Walnüsse ersetzt, nimmt nicht zu und senkt einen zu hohen Cholesteringehalt. Dies zeigt eine Studie aus 2017 (Berryman et al.).

Mit täglich 43 g Mandeln konnten Patienten mit hohem Cholesterinspiegel diesen innerhalb von sechs Wochen reduzieren. Zudem erhöhte sich die Leistungsfähigkeit der cholesterinausscheidenden HDL-Partikel um 19 Prozent.

Taurin schützt Herz und Kreislauf

Eine cholesterinsenkende Wirkung bei hohem Cholesterinspiegel hat auch die Aminosäure Taurin, die den Gallenfluss anregt. Zudem schützt sie das Herz, beseitigt Herzrhythmusstörungen, senkt den Blutdruck und hemmt die Verklebung von Blutplättchen.

Leucin und Glutamin erweitern Blutgefäße

Gegen hohen Blutdruck helfen neben Arginin und Taurin auch Leucin und Glutamin. In einer US-Studie (Ellis et al. 2016) waren die Blutgefäße von älteren Teilnehmern nach sechsmonatiger Einnahme von Leucin, Glutamin und Arginin deutlich erweitert, im Gegensatz zu den unveränderten Gefäßen der Placebo-Gruppe.

An dieser Stelle möchte ich auf die gesundheitlich starke und stärkende Wirkung von lange geköchelter Kraftbrühe hinweisen. In ihr sind neben vielen anderen gesundheitsfördernden Inhaltsstoffen wie Mineralstoffen und Spurenelementen auch alle Aminosäuren enthalten. Sie unterstützen sich synergistisch und gleichen mögliche Defizite aus. Die tägliche Tasse Rinderkraftsuppe oder Knochenbrühe hält nicht nur gesund, sondern auch schlank, denn sie versorgt den Körper mit (fast) allen wichtigen Nährstoffen und verhindert Heißhunger. Man kann sie leicht auf Vorrat herstellen (siehe auch mein Buch *Die Suppen-Apotheke*).

Alle Aminosäuren in Kraftbrühe enthalten

Jiaogulan und Rotreis

In der Traditionellen Chinesischen Medizin (TCM) gibt es die geschätzte Heilpflanze Jiaogulan, auch als »Unsterblichkeitskraut« gepriesen. Sie hat durch zahlreiche medizinische Studien nachgewiesene positive Wirkungen in unterschiedlichen Bereichen der Gesundheit, die sie vor allem ihren spezifischen Inhaltsstoffen, den Gypenosiden, verdankt. So wirkt sie u.a. aufbauend und kräftigend, entgiftend, antibakteriell und antiviral sowie gegen Angst- und Stressreaktionen.

Cholesterinsenker aus der TCM

Jiaogulan ist ein starkes Antioxidans und wird daher in der TCM wegen seiner cholesterinsenkenden Wirkung eingesetzt. Insgesamt reguliert es die Blutfettwerte, schützt die Gefäße vor Entzündungen und LDL vor Oxidation. In Kombination mit Rotschimmelreis (»rotem Reis«) ergeben sich einigen Studien zufolge Synergien, wodurch die blutfettsenkende Wirkung des Jiaogulan-Extrakts noch deutlich verbessert wurde (Gou S.-H. et al. 2018).

Bei dem sogenannten roten Reis handelt es sich nicht um eine spezielle Reissorte, sondern um fermentierten weißen Reis, der mit einem Schimmelpilz behandelt wurde. Dieser Extrakt hat ähnliche Wirkungen wie Statine und sollte nicht zugleich mit diesen eingenommen werden. Nach der Einnahme von Rotschimmelreis-Extrakt treten nur sehr selten Nebenwirkungen auf, wie sie für Statine beschrieben werden.

Ashwagandha

Cholesterinsenker aus dem Ayurveda

Die ayurvedische Heilpflanze Ashwagandha ist, wie ihr botanischer Name *Withania somnifera* zeigt, vor allem als Antistress- und Schlafmittel bekannt; ihr deutscher Name ist »Schlafbeere«. Gleichwohl sind es die Wurzeln und Blätter, aus denen die Wirkstoffe Withanolide gewonnen werden.

In Indien wurden diverse Untersuchungen durchgeführt. Einer zufolge sinken durch die Einnahme von Ashwagandha-Extrakt (Tagesdosis 3 × 400 mg) nach vier Wochen der Triglyceridspiegel sowie der Nüchtern-Blutglucosewert.

In einer anderen Studie mit Diabetes-Typ-2-Patienten führte die 30-tägige Einnahme von 3 g Ashwagandha-Pulver pro Tag zu einer Blutzuckersenkung um 12 Prozent. Das war der gleiche Effekt wie bei der Kontrollgruppe, in der die Patienten ein antidiabetisches Medikament eingenommen hatten (Andallu/Radhika 2000).

Ashwagandha-Produkte sollte man in Bioqualität einnehmen. Extrakte sind konzentrierter und daher wirksamer als Pulver. Man beginnt am besten mit einer kleinen Dosis und steigert sie allmählich. Eine Tagesdosis umfasst ungefähr 8 mg Withanolide. Die Wirkung tritt nach einigen Tagen, manchmal aber auch erst nach Wochen ein.

Gesundes versus schädigendes Essen

Wie stark Nahrung sich auf die Gesundheit auswirkt, wurde schon vor 2500 Jahren von Hippokrates formuliert: »Die Nahrung sei unsere Medizin und Medizin sei unsere Nahrung.« Neben diesem berühmten Zitat werden dem großen Arzt der Antike weitere kluge Aussprüche zugeschrieben, die es ebenfalls wert sind, beachtet zu werden: »Krankheiten überfallen den Menschen nicht wie ein Blitz aus heiterem Himmel, sondern sind die Folgen dauerhafter Fehler gegen die Natur«, oder: »Alles, was zu viel ist, geht gegen die Natur«, oder: »Der Wein ist in wunderbarer Weise für den Menschen geeignet, vorausgesetzt, dass er bei guter und schlechter Gesundheit mit Sinn und dem rechten Maß eingesetzt wird.«

Nachfolgend führe ich einige Nahrungsmittel bzw. Kategorien auf, die im Allgemeinen als förderlich oder als schädlich betrachtet werden können. Sie sind speziell im Hinblick auf die Herz-Kreislauf-Gesundheit, insbesondere den Einfluss von Zucker, Fett und Cholesterin auf die Blutwerte, zusammengestellt.

Förderlich

Eine ausreichende Versorgung mit Antioxidanzien:

- OPC, Vitamin C, Vitamin E, Betacarotin, Vitamin D
- Mineralstoffe, Spurenelemente, v.a. Selen, Aminosäuren (Kraftsuppe)
- pflanzliche Fette wie Olivenöl

Förderlich

Nahrungsmittel, die den Cholesterinspiegel senken:

- Gemüse, insbesondere rohe Zwiebeln, Knoblauch, Avocados, Tomaten, grüne Bohnen, Kohlgemüse, Artischocken
- Obst, insbesondere Äpfel und Grapefruits, Beeren
- Fische und Meerestiere (Omega-3-Fettsäuren): Hering, Lachs, Heilbutt, Thunfisch, Makrele, Bachforelle, Hummer, Garnele, Hecht und Miesmuscheln
- Hülsenfrüchte (Ballaststoffe, B-Vitamine): Linsen, Bohnen, Soja, Erbsen, Kichererbsen
- Nüsse: Wal-, Pekannuss, Cashewkerne, Mandeln
- Samen: Leinsamen
- Vollkornprodukte, Kleie, Hafer
- Gewürze: Ingwer, Kurkuma, Pfeffer, Chili
- grüner Tee, magnesiumhaltiges Wasser
- Hüttenkäse (hoher Eiweißgehalt, kalorienarm)

Zu vermeiden

Nahrungsmittel, die den Cholesterinspiegel erhöhen:

- Transfette: enthalten in allen frittierten Lebensmitteln wie Chicken Wings, Pommes frites, Chips, Crackern, Backmargarine, Tiefkühlpizza, Süßigkeiten, Backwaren, Fertigsuppen, Fertigbratensoßen, Wurst, selbst in Müsliriegeln oder Frühstücksflocken
- Fette tierischen Ursprungs
- Süßigkeiten: Croissants, Vollmilchschokolade, Pra-

linen, süße Teilchen, Kekse, Kuchen, Schokoladenriegel
- zuckerhaltige Limonaden, Cola-Getränke
- Fertiggerichte
- Backwaren aus Weißmehl

Abnehmen

Hohe Cholesterin- und Triglyceridwerte stehen meist in Zusammenhang mit Übergewicht und Fettleibigkeit (Adipositas), weswegen Gewichtsreduktion zur Gesundung beiträgt.

Wie stellt man fest, ob man Übergewicht hat?
Mit dem Body-Mass-Index (BMI) lässt sich der Anteil an Körperfett feststellen, der einen Hinweis auf Übergewicht oder Adipositas (Fettleibigkeit) gibt.
Der BMI wird folgendermaßen berechnet: Körpergewicht in kg dividiert durch Körpergröße in m^2. Beispiel: Person A wiegt 50 kg und ist 1,60 m groß, hat also einen BMI von 19,5 [50÷(1,6 × 1,6)].
Und das sagen die BMI-Werte aus:
- Untergewicht: < 18,5
- Normalgewicht: 18–24,9
- Übergewicht: ≥ 25,0
- Präadipositas: 25–29,9
- Adipositas: ≥ 30

Nachfolgend stelle ich eine Reihe von Maßnahmen gegen Übergewicht vor, die man erfolgreich kombinieren kann.

Vitalstoffe

Mit einer ausgewogenen Mischung aus Vitalstoffen kann der Stoffwechsel beschleunigt werden. Vitamin C unterstützt die effektive Fettverbrennung, besonders bei gleichzeitiger kalorienreduzierter Ernährung. Der Body-Mass-Index (BMI) ist umgekehrt proportional zum Vitamin-C-Spiegel.

Auch Vitamin E in Verbindung mit Omega-3-Fettsäuren fördert die Fettverbrennung. Bei einem gestörten Zuckerstoffwechsel helfen Chrom und Zink, den Heißhunger zu dämpfen. Gleiches gilt für kalorienarme Speisen, die voller Nährstoffe wie Mineralien, Spurenelemente und Aminosäuren sind.

Den Kalorienverbrauch kann man mit einigen Maßnahmen senken, die dazu führen, dass sich früh ein Sättigungsgefühl einstellt und man seine Aufmerksamkeit darauf richtet. Hierzu gehören:

Maßnahmen zur Beschleunigung eines Sättigungsgefühls

- Vor dem Essen ein bis zwei Gläser Wasser trinken.
- Vor dem Essen eine klare, gehaltvolle Brühe trinken.
- Langsam essen und jeden Bissen gründlich kauen.
- Kleine Portionen auf den Teller füllen.
- Sättigende Ballaststoffe in großer Menge essen, vor allem (gekochte) Kartoffeln, Gemüse und Salate.
- Mahlzeiten regelmäßig einnehmen.
- Für den Hunger zwischendurch Äpfel, Möhren, Gurken, Nüsse und Mandeln u. Ä. bereithalten.

Bewegung

Bewegung kurbelt den Stoffwechsel an. Zum Abnehmen und für die Gesundheit von Herz und Kreislauf wird empfohlen, sich wöchentlich mindestens

- 150 Minuten moderat zu bewegen, z.B. zu walken oder zu wandern, oder
- 75 Minuten zu joggen oder zu schwimmen.

Die Fettverbrennung setzt frühestens nach 20-minütiger Bewegung ein und funktioniert nur bei aerober Bewegung. Hierbei werden die Muskeln mit ausreichend Sauerstoff versorgt, Kohlenhydrate und Fette werden verbrannt und Energie wird erzeugt. Bei der aeroben Bewegung darf man ins Schwitzen, aber nicht außer Atem kommen.

Aerobes Intervalltraining unterstützt die Fettverbrennung

Wechselt man zwischen längeren Phasen der Anstrengung und kürzeren Phasen der Entspannung ab, ist die Fettverbrennungswirkung besonders effektiv. Hierbei wird braunes Fettgewebe aktiviert, was ebenfalls eine Maßnahme zum Abnehmen darstellt (siehe den nachfolgenden Abschnitt »Braunes Fettgewebe stärken«).

Bedeutung für unseren Alltag

Die Regel in puncto Bewegung kann also lauten: Lieber länger als härter trainieren und besser viermal die Woche sechzig Minuten als täglich zwanzig Minuten. Ideal ist natürlich die regelmäßige tägliche Bewegung, z. B. eine Stunde walken oder so oft wie möglich mit dem Rad statt mit dem Auto fahren.

LDL-Spiegel durch Bewegung senken
In einer Studie von 2009 konnten Probanden ihren LDL-Cholesterinspiegel allein mit einem kombinierten 45-minütigen Ausdauer- und Krafttraining an fünf Tagen pro Woche um fast ein Drittel senken (Fett et al.).

Braunes Fettgewebe stärken

Im Körper gibt es unterschiedliches Fettgewebe. Während die überwiegenden weißen Fettzellen als Fettdepot genutzt werden und in Zusammenhang mit Fettleibigkeit und dem metabolischen Syndrom stehen, gibt es auch gesundheitsfördernde Fettzellen. Diese enthalten viele Mitochondrien, die aufgrund ihres hohen Eisengehalts eine bräunliche Farbe haben, weswegen man von »braunem« Fett spricht. In den Mitochondrien wird Fett zu Energie verbrannt, sodass Wärme entsteht.

Babys haben überwiegend braunes Fettgewebe. Das wird mit zunehmendem Lebensalter immer weniger, und bei Erwachsenen lassen sich meist nur noch Spuren davon an der Wirbelsäule und am Schlüsselbein nachweisen. Menschen mit viel weißem Fettgewebe sind nicht nur übergewichtig, sondern haben ungesunde Insulin-, Cholesterin- und Triglyceridspiegel sowie Bluthochdruck, was bei schlankeren Menschen mit braunem Fettgewebe, die »mehr Kalorien verbrennen«, nicht der Fall ist.

Die interessante Frage ist: Kann man weißes in braunes Fettgewebe verwandeln und dadurch schlanker und gesünder werden?

Neuere Forschung hat in der Tat einige Methoden entdeckt, diese Transformation zu fördern (Hamza El Hadi 2019).

Kälte gezielt einsetzen

Das braune Fettgewebe lässt sich mithilfe von Kälte aktivieren. Hierzu zählt eine Wohntemperatur von unter 20 °C. Das gilt auch für den Nachtschlaf, der im ungeheizten Zimmer und bei geöffnetem Fenster den Stoffwechsel ankurbelt. Ein täglicher Aufenthalt von zwei Stunden bei Temperaturen von 17 °C (oder weniger) trägt ebenfalls zu einem spürbaren Abbau von Körperfett bei.

Regelmäßige kalte Duschen und Eisbäder sind in dieser Hinsicht sehr effektiv. Allerdings sollte man sich ganz langsam daran gewöhnen, um Unterkühlung und Erkältung zu vermeiden. Für Kranke und speziell für Herzkranke gilt hier besondere Vorsicht. Sie sollten sich zuvor ärztlichen Rat holen.

Übrigens: Durch die Einnahme von Statinen wird braunes Fettgewebe offenbar reduziert (Balaz et al. 2019).

Zucker reduzieren

Diverse gesunde Diäten wurden im Hinblick auf den Einfluss der Ernährung auf Cholesterin untersucht. Diese Ernährungsweisen waren allesamt u.a. frei von Zucker und Weißmehl und vermochten den LDL-Cholesterinspiegel um bis zu 37 Prozent zu senken. Es stellte sich heraus, dass Zuckerkonsum nicht nur das Gewicht, sondern auch das LDL-Cholesterin erhöht und den HDL-Spiegel senkt. Im Umkehrschluss führt das Weglassen von Zucker oft schon zu erstaunlichen Verbesserungen des Cholesterinspiegels und anderer Blutwerte.

Zucker macht fett

Aber eine zuckerfreie Ernährungsweise stellt viele Menschen vor große Probleme. Fast unmöglich ist sie für Menschen mit Zuckersucht. Problematisch sind auch die Insulinausschläge nach dem Konsum von Einfachzucker (Glucose in Traubenzucker und Fructose in Früchten) und Zweifachzucker (Haushaltszucker), denn diese einfachen Kohlenhydrate gehen schnell ins Blut über. Der Blutzuckerspiegel steigt, und um ihn zu senken, wird Insulin freigesetzt. Die Aufgabe von Insulin besteht darin, Zucker in die Körperzellen zu lenken bzw. in Fett (Triglyceride) umzuwandeln und in Fettzellen einzulagern. Hier zeigt sich: Zucker wird zu Fett und macht dadurch fett. Sobald der Insulinspiegel gesunken ist, und das kann schnell gehen, hat man wieder ein Hungergefühl bzw. ein Bedürfnis nach neuen schnellen Kohlenhydraten. So entsteht ein Teufelskreis.

Auch wer sich disziplinieren und mit Willenskraft auf Zucker verzichten kann, tappt oft in die Falle des versteckten Zuckers. Es gibt in der westlichen Küche nur wenig, was nicht zuckerhaltig ist. Neben den offensichtlich gesüßten Speisen wie Süßigkeiten, Kuchen oder Limonaden enthalten auch salzige, deftige Speisen Zucker. Das betrifft vor allem Fertiggerichte, Fertigsoßen, Ketchup, Dressings, Salate, Nudeln (außer Vollkornnudeln), Wurst …

Besser sind komplexere Kohlenhydrate, die langsam ins Blut übergehen und länger sättigen. Hierzu gehören Vollkornprodukte, viel Gemüse, Kartoffeln und Hülsenfrüchte.

Die Verstoffwechslung eines Nahrungsmittels wird mit der glykämischen Last (GL) ausgedrückt, die den Insulinbedarf angibt. Die GL bezieht sich auf 100 g eines Nahrungsmittels. Je niedriger sie ist, desto besser, denn umso langsamer ist der Blutzuckeranstieg, den es herbeiführt.

Glykämische Last (GL) von Lebensmitteln (Auswahl)

Lebensmittel	**GL**
Apfel, frisch	4
Aprikose, frisch	3
Artischocke	2
Avocado	< 1
Banane, reif	13
Bier	4
Birne, frisch	5
Biskuit	57
Blumenkohl	< 1
Bohnen	2
Brokkoli	< 1
Champignons	< 1
Chips	28
Cornflakes	72
Datteln, getrocknet	66
Dextrose (Traubenzucker)	100
Dinkelbrot	19
Donut, Krapfen	30
Endivien	< 1
Erdbeeren	2
Erdnüsse	1
Fruchtzucker (Fructose)	25
Haferflocken	24

Haselnuss	2
Heidelbeeren/Himbeeren	2
Honig	62
Ingwer	1
Joghurt	2
Kartoffeln	10
Ketchup	13
Kirschen	3
Kohl	< 1
Konfitüre, gezuckert	43
Linsen	14
Mehrkornbrot	33
Milchbrot	32
Müsli, mit/ohne Zucker	44/25
Naturreis	39
Nudeln, Vollkorn	33
Oliven	< 1
Pizza	15
Pommes frites	33
Quark	1
Reis	45
Salat	< 1
Sauerkraut	< 1
Schokolade	7
Soja	1
Spaghetti, 5 Min. gekocht	30
Tomate	1
Traubenzucker	100
Vollkornnudeln	33
Vollmilch	2
Weißbrot	39
Zucker, weiß	70
Zwieback	53

Intermittierendes oder Intervallfasten

Diese zunehmend beliebte Methode hilft beim Abnehmen und senkt den Cholesterinspiegel. Definierte Phasen des Fastens und der Nahrungsaufnahme wechseln einander in bestimmten Intervallen ab. Diese können verschieden lang sein: Eine 24-stündige Nahrungskarenz kann sich mit weiteren 24 Stunden abwechseln, in denen Nahrung aufgenommen werden darf. Weniger drastisch ist das Einlegen von einem oder zwei Fastentagen pro Woche. Man kann auch 16 oder 18 Stunden täglich fasten, sodass man jeweils acht oder sechs Stunden zum Essen zur Verfügung hat, etwa zwischen 10 und 18 Uhr. Insgesamt isst man nicht unbedingt weniger. Man sollte aber auch nicht mehr als gewohnt essen, also sich nicht während der Essensphase »vollstopfen«.

Für manche Menschen ist es günstig (und auch nicht schwierig), die Nahrungsaufnahme auf zwei Mahlzeiten zu beschränken, und natürlich sollte man sich gesund ernähren und jegliche Schadstoffe wie Zucker und schlechte Fette vermeiden. Während der Fastenphase sollte man ausreichend Wasser oder ungesüßte Kräutertees trinken.

Beim Fasten wird LDL-Cholesterin verbrannt

Während der Fastenphase nutzt der Körper LDL-Cholesterin zur Energiegewinnung und verbrennt es vermehrt. So sinkt der entsprechende Spiegel. Regelmäßiges Intervallfasten trägt also zu einer nachhaltigen Senkung von LDL-Cholesterin bei. Zu diesem Schluss kamen Forscher am Intermountain Heart Institute des Intermountain Medical Center 2014 in Murray, Utah. Ihnen zufolge sind nach zehn bis zwölf Stunden die Glucosevorräte in den Zellen verbraucht, sodass der Körper zur Energiegewinnung auf LDL-Cholesterin zurückgreift.

Diese Erkenntnisse sind auch für die Vorbeugung von Diabetes bedeutsam. Die Testpersonen der Studie in Utah waren Prädiabetiker. Sie hatten erhöhte Blutzuckerwerte, die noch unterhalb einer Diabetes-Diagnose lagen. Während der Fastentage konnte es zu einem leichten Anstieg des Cholesterinspiegels kommen, langfristig aber wurde er in der Studie um 12 Prozent gesenkt. Übergewicht wurde abgebaut.

Rauchen, Alkohol und Stress minimieren

Der Zusammenhang zwischen Rauchen und niedrigen HDL- sowie erhöhten LDL- und Triglyceridwerten ist durch viele Studien belegt und allgemein bekannt.

Die Erklärung für diese Zusammenhänge ist einfach und kann Sie nach Lektüre dieses Buches kaum mehr überraschen: Stress, Rauchen und Alkohol rufen verstärkt freie Radikale hervor, die dann LDL-Cholesterin oxidieren und die atherosklerotische Entwicklung bis hin zum Infarkt hervorrufen (siehe Kapitel 2).

Diese Faktoren aus seinem Leben zu entfernen, ist grundsätzlich und in vielerlei Hinsicht gut. Wenn man aber infarktgefährdet ist, sollte man unbedingt versuchen, Rauchen und Alkohol aufzugeben und seinen Stress zu reduzieren.

Das klingt einfacher, als es ist. Wer mit dem Rauchen und/oder Alkohol aufgehört hat, weiß, wie viel Anstrengung und Disziplin erforderlich sind, um durchzuhalten.

Zur Unterstützung sind bestimmte Programme, professionelles Coaching oder Selbsthilfegruppen nützlich.

OPC hemmt die schädigenden Auswirkungen von Nikotin und Alkohol, denn es neutralisiert die freien Radikale, die im Körper so viele Schäden anrichten und auch das LDL-Cholesterin oxidieren. Wer viel raucht, Alkohol trinkt und Stress hat, kann sich mit viel OPC schützen. Allerdings sollte man trotzdem die Bemühungen, sein Verhalten zu verändern, nicht einstellen. Eine Tablette allein – und sei sie noch so wirkungsvoll – kann nicht das gesamte Ausmaß einer ungesunden Lebensweise wettmachen. OPC kann und sollte Sie aber unterstützen.

Mit Entspannung den Cholesterinspiegel senken

Auch mit einer gesunden Ernährung und ohne Rauchen und Alkohol kann man einen hohen Cholesterinspiegel haben, wenn man im Dauerstress lebt. Ständig produzierte freie Radikale und Stresshormone halten LDL-Cholesterin- und Triglyceridspiegel hoch und verhindern deren Normalisierung.

Es lohnt sich, Inseln der Ruhe und Achtsamkeit in den Alltag einzubauen und regelmäßige Entspannungstechniken anzuwenden. Hierzu zählen etwa die Progressive Muskelentspannung nach Jacobson und Meditationen. Wenn man keine Zeit hat, diese Techniken in einem Kurs zu erlernen, kann man es online versuchen. Das Internet bietet gute, leicht zu erlernende und oft kostenlose Anleitungen zu Übungen, die man auch unterwegs mit dem Smartphone durchführen kann. Die regelmäßige tägliche Praxis – und sei es nur für zehn Minuten – hat nachgewiesenermaßen großartige gesundheitliche Wirkungen auf körperlicher und geistiger Ebene.

Ausreichend schlafen

Ausreichender Schlaf ist eine wichtige Voraussetzung für gesunde Blutwerte und ein intaktes Gefäßsystem. 2016 erschien im *Ärzteblatt* ein Beitrag über den Zusammenhang zwischen Schlafmangel und ungünstigen Cholesterinwerten sowie erhöhten Entzündungswerten im Blut. Offenbar ist zu wenig Schlaf ein Risikofaktor für metabolische Erkrankungen mit den Folgeerscheinungen einer erhöhten Insulinresistenz sowie chronischen Entzündungszuständen. Außerdem wurde festgestellt, dass ein verkürzter Schlaf zu erniedrigten HDL-Werten führt und langfristig Plaquebildung die Gefäßgesundheit beeinträchtigt.

Darüber hinaus entstehen durch Schlafmangel Hungergefühle, die dazu führen, dass Menschen mit Schlafproblemen durchschnittlich 25 Prozent mehr Kalorien einnehmen und mit Gewichtsproblemen zu kämpfen haben.

Routinen entwickeln: Wie könnte ein idealtypischer Tages-, Wochen- und Monatsplan aussehen?

Wenn Sie Ihre Herz-Kreislauf-Gesundheit erhalten wollen oder zu den Menschen gehören, die aufgrund von Risikofaktoren infarktgefährdet sind, möchten Sie einen gesunden Lebensstil pflegen. Im Folgenden finden Sie einen Vorschlag, welche Elemente im Alltag helfen, Gesundheit zu erhalten oder wiederzuerlangen. Er ist allgemein formuliert und in vielerlei Hinsicht veränderbar. Vielleicht finden Sie Komponenten, die Sie übernehmen möchten.

Diese können Sie in eine Tabelle eintragen und mit Ihren eigenen Ideen und Vorlieben vervollständigen.

So könnte Ihr tägliches Programm aussehen

Ein- bis zweimal OPC: über den Tag verteilt, z.B. morgens und am frühen Nachmittag oder morgens und abends, möglichst zusammen mit Vitamin C/Nahrungsergänzung nach Bedarf einnehmen.

OPC einnehmen

OPC geht schnell ins Blut über und erreicht dort seine höchste Konzentration bereits 45 Minuten nach der Einnahme. Es macht also Sinn, es so einzunehmen, dass man diese Spitze nutzt: etwa bevor man eine besondere (Konzentrations-)Leistung zu erbringen hat und/oder vor stressigen Situationen. Grundsätzlich ist die Einnahme am Anfang des Tages sinnvoll.

Frühstück: Müsli/Haferbrei mit Nüssen, Mandeln, Kernen und Obst (Apfel) oder Vollkornbrot mit Quark und Kräutern, grüner Tee

Die Mahlzeiten

Mittagessen: Gemüse mit gekochten Kartoffeln, Fisch, Tofu, selten Fleisch, Salat, Wasser (vor dem Essen), 1 Apfel

Abendessen: Brühe/Suppe, Salat, Vollkornbrot mit z.B. Tomaten, Zwiebeln, Kräutern, evtl. Quark mit Leinöl

Die Essensvorschläge sind als *Beispiele* zu verstehen. Natürlich kann man auch mal ein Frühstücksei genießen, es muss ja nicht von fettem Speck begleitet sein. Auf Fertiggerichte mit viel Zucker, Transfetten und anderen Schadstoffen sollte man verzichten. Stellen Sie sich vor, wie diese Substanzen Ihre Körperzellen verstopfen und zugrunde richten.

Einfache, unkomplizierte Mahlzeiten aus biologisch angebauten Nahrungsmitteln (Kartoffeln, Vollkornreis, Vollkornnudeln, Quinoa mit gedämpftem Gemüse oder mit Salat) können ohne großen Aufwand und mit vielen frischen Kräutern wohlschmeckend hergestellt werden. Es ist erstaunlich, wie viele wunderbare Zutaten man erhält, wenn man das Geld nicht für Fleisch, Wurst und Fertiggerichte, sondern für Kräuter, Nüsse und Kerne ausgibt. Unschlagbar sind natürlich frische Kräuter aus dem Sommerbeet oder Blumentopf.

Tipps zum Umgang mit Fetten und Öl

- Ein gutes kalt gepresstes Olivenöl verwenden und raffinierte Pflanzenöle vermeiden.
- Für eine ausreichende Zufuhr an Omega-3-Fettsäuren sorgen (Verzehr von fettem Seefisch oder täglich 1–2 EL Leinöl in Quark oder Gemüse, nach dem Kochen).
- Empfindliche Salatöle mit Antioxidanzien kombinieren (OPC, Vitamine).

(Weitere Tipps siehe Abschnitte »Exkurs: Fette und Öle« sowie »Superschädliche Transfette«, Kapitel 3.)

Vielleicht möchten Sie die Vorteile des Intervallfastens nutzen. Dann empfiehlt es sich, beispielsweise um 10 Uhr zu frühstücken und um 14 Uhr und 18 Uhr zwei weitere

Mahlzeiten einzunehmen. Je nach Typ kann man auch drei Mahlzeiten auf zwei verteilen, also beispielsweise nach einem späten Frühstück mit Müsli und Vollkornbrot erst am späten Nachmittag eine warme Mahlzeit zu sich nehmen. Für den Hunger zwischendurch kann man sich einen Teller mit Rohkost aus Äpfeln, Möhren, Kohlrabi vorbereiten.

Stellen Sie eine Karaffe Wasser bereit, aus der Sie sich jederzeit bedienen können.

Entspannung und Bewegung

Einmal am Tag: bewusste Entspannung wie Meditation o.a.
Einmal am Tag: vierzig Minuten aerobe Bewegung wie Walken, Radeln, Schwimmen

Wenn Sie einen regelmäßigen strammen Spaziergang in den Tagesablauf integrieren können – am besten in einem Park oder Wald – oder Zeit für den morgendlichen Schwimmbadbesuch, für Yoga oder Gymnastik, z.B. nach dem Aufstehen, haben – wunderbar! Die meisten Menschen finden es hilfreich, sich hierfür feste Zeiten zu setzen.

Wenn Familie und Beruf solche Extrazeiten nicht erlauben, kann man trotzdem bewusst in Bewegung bleiben und so viel wie möglich zu Fuß und mit dem Rad erledigen oder bei Hausarbeiten darauf achten, dass man sich gleichmäßig streckt und isometrisch (linke und rechte Körperhälfte abwechselnd) bewegt. Sogar das Zähneputzen kann zum Training werden, indem man dabei auf einem Bein stehend Bauch- und Rückenmuskeln sowie den Gleichgewichtssinn fordert. So entwickelt sich eine Form von Achtsamkeit, die Körper und Geist guttut.

Ihr persönlicher Tagesplan

	Sport	Entspannung	Mahlzeit	Extras/ Bemerkungen
Morgens				
Mittags				
Abends				

So könnte Ihr wöchentliches Programm aussehen

Stellen Sie eine Liste mit Lebensmitteln zusammen, die sowohl gesund sind als auch Ihnen schmecken, und bilden Sie daraus entsprechende Mahlzeiten, die Sie auf die Wochentage verteilen.

Wenn Sie nicht an jedem Tag Zeit für sportliche Aktivitäten und Entspannung haben, können Sie diese auf Tage legen, an denen mehr »Luft« ist.

Das Wochenende bietet sich an für größere Entspannungs- und Bewegungseinheiten wie Rad- oder Bergtouren oder ein Yoga- oder Meditations-Retreat. Auch in diesem Bereich können Sie alle Dinge zusammenstellen, die Sie gern machen oder immer schon mal machen wollten. Tragen Sie sie in Ihre Wochen- oder auch in eine Monatsliste ein, falls Sie den Bogen größer gestalten möchten.

Wochen- oder Monatspläne dienen der Orientierung und sollen keinen unangenehmen Druck ausüben. Sie sollten so gestaltet sein, dass sie realistisch sind. Erfolgserlebnisse sind das Ziel. Deshalb darf man auch »Pufferzonen« einbauen, in denen man mal sündigt und Druck aus dem Kessel lässt. Manchmal stellt man fest, dass es gar keinen Druck gibt und man ohnehin keine Lust mehr auf die früher heiß geliebte Torte oder auf Currywurst mit Pommes hat. Am besten geht man möglichst entspannt an die neue Lebensgestaltung heran.

Ihr persönlicher 7-Tage-Plan

	Sport	Entspannung	Mahlzeiten	Extras	Bemerkungen
Mo					
Di					
Mi					
Do					
Fr					
Sa					
So					

So könnte Ihr Monatsplan aussehen

Bei zu hohen Blutdruck-, Cholesterin- oder Triglyceridwerten haben Sie natürlich ein klares Ziel vor Augen: deren Senkung. Tragen Sie zusätzlich zu den anderen Elementen Ihre Werte ein und kontrollieren Sie sie in bestimmten Abständen. Nichts ist motivierender als der Erfolg, der sich in einer Normalisierung dieser Werte – gern auch in einer Gewichtsabnahme – niederschlägt.

Ihr persönlicher Monatsplan

	Sport	Entspannung	Mahlzeiten	Bemerkungen	Blutwerte (o. Ä.)
1					
2					
3					
4					
5					
6					
7					
8					
9					
10					
11					
12					
13					
14					
15					
16					
17					
18					
19					
20					
21					
22					
23					
24					
25					
26					
27					
28					
29					
30					
31					

Anhang

Liste zum Cholesteringehalt von Lebensmitteln

Zwar nehmen wir Cholesterin nur zu etwa 10 Prozent mit der Nahrung auf, doch liefert die moderne Ernährungsweise mit viel Fleisch, Eier- und Milchprodukten übermäßig viel Cholesterin, während etwa Ballaststoffe und Mikronährstoffe fehlen, die zur Entsorgung von Cholesterin beitragen. Bei Problemen mit dem Cholesterinspiegel macht es also Sinn, zusätzlich zu einer ausreichenden Versorgung mit OPC auch darauf zu achten, cholesterinarme Lebensmittel zu sich zu nehmen und cholesterinreiche, ebenso wie Nahrungsmittel mit viel tierischem Fett, zu meiden. Die folgende Liste macht den unterschiedlichen Cholesteringehalt von Lebensmitteln noch einmal deutlich:

Lebensmittel	**Cholesterin (mg/100 g)**
Bitterschokolade	0
Butter	240
Ei	580
Erdnüsse, ungesalzen	0
Hähnchenkeule	65
Hering	40
Hühnerleber	555
Joghurt, 3,5 %	13
Kalbshirn	2000
Käse, 45 % Fett i. Tr. (Gouda)	59
Kokosfett	0
Lachs	35
Magerquark	1
Milch, 1,5 % Fett	5
Sahne, 30 % Fett	110
Salami	85
Vollmilch	12

Literaturnachweis

ACC/AHA (American College of Cardiology/American Heart Association Task Force on Clinical Practice): »2019 Guideline on the Primary Prevention of Cardiovascular Disease«, in: *Circulation.* 2019 Sep 10, 140(11).

Akyea, R. K. et al.: »Sub-optimal cholesterol response to initiation of statins and future risk of cardiovascular disease«, in: *Heart.* 2019 Jul, 105(13), 975–981.

Andallu, B./Radhika, B.: »Hypoglycemic, diuretic and hypocholesterolemic effect of winter cherry (Withania somnifera, Dunal) root«, in: *Indian Journal of Experimental Biology.* 2000 Jun, 38(6), 607–609.

Balaz, M. et al.: »Inhibition of Mevalonate Pathway Prevents Adipocyte Browning in Mice and Men by Affecting Protein Prenylation«, in: *Cell Metabolism.* 2019 Apr 2, 29(4), 785–1012.

Belcaro, G. et al.: »Pycnogenol® improvements in asthma management«, in: *Panminerva Medica.* 2011 Sep, 53(3 Suppl. 1), 57–64.

Berryman, Claire E. et al.: »Inclusion of Almonds in a Cholesterol-Lowering Diet Improves Plasma HDL Subspecies and Cholesterol Efflux to Serum in Normal-Weight Individuals with Elevated LDL Cholesterol«, in: *The Journal of Nutrition.* 2017 Aug, 147(8), 1517–1523.

BMJ: »Half of patients on statins fail to reach ›healthy‹ cholesterol level after 2 years: Tailored treatment needed to stave off heightened heart disease/stroke risk, say researchers«, in: *ScienceDaily.* 2019 April 15.

Cao, A. H. et al.: »Beneficial clinical effects of grape seed proanthocyanidin extract on the progression of carotid atherosclerotic plaques«, in: *Journal of Geriatric Cardiology (JGC).* 2015 Jul, 12(4), 417–423.

Deutsche Gesellschaft für Kardiologie – Herz- und Kreislaufforschung e.V.: *Diagnostik und Therapie der Dyslipidämien.* ESC/EAS Pocket Guidelines, Version 2019.

Dorresteijn, Johannes A. N. et al.: »Aspirin for primary prevention of vascular events in women: individualized prediction of treatment effects«, in: *European Heart Journal.* 2011 Dec, 32(23), 2962–2969.

DuBroff, Robert et al.: »Cholesterol confusion and statin controversy«, in: *World Journal of Cardiology.* 2015 Jul 26, 7(7), 404–409.

Ellis, A. C. et al.: »Effects of 6-month supplementation with β-hydroxy-β-methylbutyrate, glutamine and arginine on vascular endothelial function of older adults«, in: *European Journal of Clinical Nutrition.* 2016 Feb, 70(2), 269–273.

Fett, C. A. et al.: »Circuit weight training vs jogging in metabolic risk factors of overweight/obese women«, in: *Arquivos Brasileiros de Cardiologia.* 2009 Nov, 93(5), 519–525.

Gajendragadkar, Parag R. et al.: »Effects of Oral Lycopene Supplementation on Vascular Function in Patients with Cardiovascular Disease and Healthy Volunteers: A Randomised Controlled Trial«, in: PLoS ONE. 2014 June 9.

Gou, S.-H. et al.: »Anti-atherosclerotic effect of Fermentum Rubrum and Gynostemma pentaphyllum mixture in high-fat emulsion- and vitamin D_3-induced atherosclerotic rats«, in: *Journal of the Chinese Medical Association.* 2018 May, 81(5), 398–408.

Hamza El Hadi et al.: »Food Ingredients Involved in White-to-Brown Adipose Tissue Conversion and in Calorie Burning«, in: *Frontiers in Physiology.* 2019 January 11.

Hosseini, S. et al.: »A randomized, double-blind, placebo-controlled, prospective, 16 week crossover study to determine the role of Pycnogenol in modifying blood pressure in mildly hypertensive patients«, in: *Nutrition Research.* 2001, 21(9), 1251–1260.

Howard, B. V. et al.: »Low-fat dietary pattern and risk of cardiovascular disease: the Women's Health Initiative Randomized Controlled Dietary Modification Trial«, in: JAMA. 2006 Feb 8, 295(6), 655–666.

Intermountain Medical Center: »Fasting reduces cholesterol levels in prediabetic people over extended period of time, new research finds«, in: *ScienceDaily.* 2014 June 14.

Kendrick, Dr. Malcolm: »How does COVID kill people?«, Blog-Beitrag vom 2. Juni 2020. https://drmalcolmkendrick.org/2020/06/02/how-does-COVID-kill-people/

Knashawn, Morales et al.: »Simvastatin Causes Changes in Affective Processes in Elderly Volunteers«, in: Journal of the American Geriatrics Society. 2006 Jan, 54(1), 70–76.

Ko, Humphrey et al.: »A sequence symmetry analysis of the interrelationships between statins, diabetes, and skin infections«, in: *British Journal of Clinical Pharmacology.* 2019 Nov, 85(11), 2559–2567.

Kouli, G.-M. et al.: »Olive oil consumption and 10-year (2002–2012) cardiovascular disease incidence: the ATTICA study«, in: *European Journal of Nutrition.* 2019 Feb, 58(1), 131–138.

Kris-Etherton P. M. et al.: »Effect of a Moderate Fat Diet With and Without Avocados on Lipoprotein Particle Number, Size and Subclasses in Overweight and Obese Adults: A Randomized, Controlled Trial«, in: *Journal of the American Heart Association.* 2015 January 7.

Lawrence, G. D.: »Dietary fats and health: dietary recommendations in the context of scientific evidence«, in: *Advances in Nutrition.* 2013 May 1, 4(3), 294–302.

Liu, X. et al.: »French maritime pine bark extract Pycnogenol dose-dependently lowers glucose in type 2 diabetic patients«, in: *Diabetes Care.* 2004 Mar, 27(3), 839.

Mamtani, R. et al.: »Disentangling the Association between Statins, Cholesterol, and Colorectal Cancer: A Nested Case-Control Study«, in: *PLoS Medicine.* 2016 April 26.

MedicalXpress: »Risk for skin infections, diabetes increase with statin use«, 2019 November 25.

Ramsden, Christopher E. et al.: »Re-evaluation of the traditional diet-heart hypothesis: analysis of recovered data from Minnesota Coronary Experiment (1968–73)«, in: *British Medical Journal.* 2016 January 19.

Rist, P. M. et al.: »Lipid levels and the risk of hemorrhagic stroke among women«, in: Neurology. 2019 May 7, 92(19).

Rondanelli, M. et al.: »Beneficial effects of artichoke leaf extract supplementation on increasing HDL-cholesterol in subjects with primary mild hypercholesterolaemia: A double-blind, randomized, placebo-controlled trial«, in: *International Journal of Food Sciences and Nutrition.* 2013 Feb, 64(1), 7–15. Epub 2012 Jun 29.

Schwitters, Bert: *Dr. Jack Masqueliers Geschenk an Ihre Gesundheit.* Vreeland 2017.

Singh, R. B. et al.: »Can dietary magnesium modulate lipoprotein metabolism?«, in: *Magnesium and Trace Elements.* 1990, 9(5), 255–264.

Steffens, D. C. et al.: »Cholesterol-lowering medication and relapse of depression«, in: *Psychopharmacology Bulletin.* 2003, 37(4), 92–98.

Suarez, Edward C.: »Relations of Trait Depression and Anxiety to Low Lipid and Lipoprotein Concentrations in Healthy Young Adult Women«, in: Psychosomatic Medicine. 1999, 61(3), 273–279.

Teicholz, Nina: *The Big Fat Surprise: why butter, meat, and cheese belong in a healthy diet.* Melbourne, London 2014.

Varga, Zsuzsanna et al.: »Endothelial cell infection and endotheliitis in COVID-19«, in: *The Lancet.* 2020 May 2.

Wegrowski, J. et al.: »The Effect of Procyanidolic Oligomers on the Composition of Normal and Hypercholesterolemic Rabbit Aortas«, in: *Laboratoire de Biochimie du Tissu Conjonctif,* Université de Paris, 06.06.1984.

Wenzel, Dr. med. Petra: *Die Vitalstoff-Entscheidung.* Falkensee 2017 (7. Auflage).

Weseler, Antje R. et al.: »Pleiotropic benefit of monomeric and oligomeric flavanols on vascular health – a randomized controlled clinical pilot study«, in: *PLoS ONE.* 2011 December 8.

Yang, H.-M. et al.: »A randomized, double-blind, placebo-controlled trial on the effect of Pycnogenol® on the climacteric syndrome in peri-menopausal women«, in: *Acta Obstetricia et Gynecologica Scandinavica.* 2007, 86(8), 978–985.

Yousufuddin, M. et al.: »Association between hyperlipidemia and mortality after incident acute myocardial infarction or acute decompensated heart failure: a propensity score matched cohort study and a meta-analysis«, in: *BMJ Open.* 2019 Dec 15, 9(12).

Zhang, J. et al.: »Association of serum cholesterol and history of school suspension among school-age children and adolescents in the United States«, in: *American Journal of Epidemiology.* 2005 Apr 1, 161(7), 691–699.

Mehr zum Thema von Anne Simons

Simons, Anne: *Frauen leben länger mit OPC.* München 2018 (Knaur-Verlag, ISBN 978-3-426-65834-5)

Simons, Anne/Rucker, Alexander: *Gesund länger leben durch OPC.* Berlin 2017 (MayaMedia-Verlag, ISBN 978–3–944488-37-0)

Simons, Anne: *Das OPC-Arbeitsbuch.* Berlin 2014 (MayaMedia-Verlag, ISBN 978-3-98067-46-9-0)

Simons, Anne: *Living Longer in Good Health Through OPCs* (E-Book). Coburg 2013 (MayaMedia-Verlag, ISBN 978-3-9809573-2-8)

Simons, Anne: *Das OPC-Weinbuch* (E-Book). Coburg 2013 (MayaMedia-Verlag, ISBN 978-3-9809573-3-5)

Simons, Anne: *Das OPC-Wunderbuch* (E-Book). Coburg 2013 (MayaMedia-Verlag, ISBN 978-3-944488-25-7)

Simons, Anne: *Die Suppen-Apotheke. Brühen, Fonds und Essenzen, die stärken und heilen.* München 2016 (Knaur-Verlag, ISBN 978-3-426-65789-8)

Register

Anne Simons

Frauen leben länger mit **OPC**

Der Vitalstoff für körperliche Gesundheit, strahlende Schönheit und eine entspannte Psyche

Die Heilkraft der Traubenkerne für ein gesundes und langes Leben

Das Traubenkernextrakt OPC gilt als Antioxidans und Jungmacher. Anne Simons hat den Vitalstoff im deutschsprachigen Raum bekannt gemacht. Sie ist ausgewiesene Expertin auf diesem Gebiet, hält Vorträge und hat bereits mehrere Bestseller zum Thema OPC geschrieben. Ihr neuer Gesundheitsratgeber über OPC richtet sich explizit an Frauen. Im ersten Teil geht es um die körperliche Gesundheit, im zweiten Teil um die weibliche Schönheit. Der dritte und letzte Teil bietet alles rund um OPC und die weibliche Psyche. Zusammenfassend ein kompetentes Praxisbuch für ein langes und gesundes Leben.

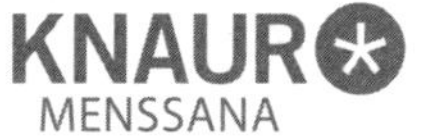

Anne Simons

Die Suppen-Apotheke

Brühen, Fonds und Essenzen, die stärken und heilen

Was unsere Großmütter schon damals wussten: Fleisch-, Fisch- und Gemüsefonds helfen bei vielen Krankheiten. Anne Simons vermittelt Hintergrundwissen über die Heilwirkung der verschiedenen Suppenarten und zeigt, wie sich eine gehaltvolle Suppe ohne großen Aufwand zubereiten lässt, was eine Suppe hochwertig und nährstoffreich macht, wie sich die Kochzeit auf den Gehalt an Mineralstoffen und Aminosäuren auswirkt, weshalb Suppen von Erkältung über Magen-Darm-Beschwerden bis zu chronischen Erkrankungen heilsam einsetzbar sind.

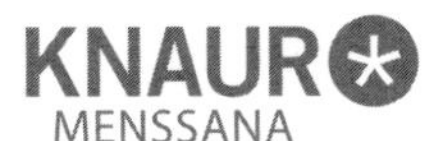